AF401860

DES POLYPES

ET

DE LEUR TRAITEMENT.

DES POLYPES

ET

DE LEUR TRAITEMENT,

PAR P. N. GERDY,

PROFESSEUR DE PATHOLOGIE EXTERNE, A LA FACULTÉ DE MÉDECINE
DE PARIS, CHIRURGIEN A L'HÔPITAL SAINT-LOUIS, ETC.

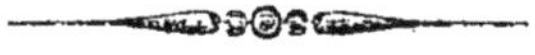

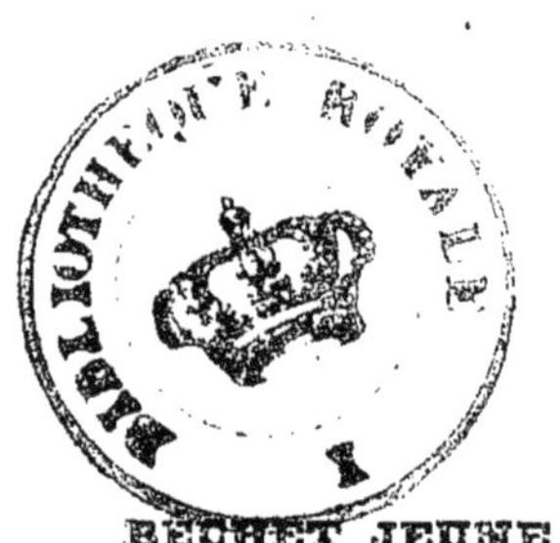

PARIS,

BÉCHET JEUNE, LIBRAIRE DE LA FACULTÉ,

PLACE DE L'ÉCOLE DE MÉDECINE, N°4.

1833.

PRÉFACE.

L'histoire des Polypes et de leur traitement que je publie en ce moment, n'est autre chose que la Thèse que j'ai composée pour le concours, par suite duquel j'ai été nommé professeur de pathologie externe, à la Faculté de Médecine de Paris, le 17 août 1833. J'y ai ajouté deux pages (182-183) sur les Polypes de l'estomac et des intestins, qui s'étaient égarées, dans la rapidité de l'impression, et que je n'eus pas le tems d'écrire de nouveau, parce que les douze jours qui nous étaient accordés pour la composition et l'impression de nos thèses étaient révolus. J'y ai ajouté encore deux tables analytiques détaillées, pour faciliter les recherches du lecteur.

La première suit l'ordre de l'ouvrage; la seconde rapproche les faits de même nature, dispersés dans les observations ou dans les descriptions dogmatiques. Ainsi, elle réunit tous les faits d'anatomie, puis tous les faits de symptomatologie, puis tous les faits d'étiologie, enfin, tous les faits de diagnostic et de traitement. Soit donc, que l'on veuille étudier les uns ou les autres, exclusivement, la seconde table fournit les moyens de les comparer, en remontant aux observations ou aux pages dans lesquelles je les ai consignées.

L'ordre que j'ai suivi dans ce petit Traité est fort simple. Il est divisé en quatre parties : la première se compose de propositions sur l'anatomie, les symptômes, la marche, les causes, le diagnostic, le pronostic et le traitement des Polypes, appuyées, chacune en particulier, par une ou plusieurs observations choisies parmi les plus rares, les plus curieuses, ou les plus instructives que renferment les auteurs. Ces observations, qui s'élèvent au nombre de soixante-treize, rendent cette première partie très-précieuse pour la pratique ou la clinique, par les faits qui l'enrichissent, et préparent le lecteur à l'intelligence de l'histoire dogmatique des Polypes. La seconde partie en trace l'histoire générale; la troisième, l'histoire particulière, en la considérant successivement sous le rapport de leurs modes les plus importans, savoir : ceux de leur nature et de leur structure, et ceux de leur siége. La première table analytique en donne, pour ainsi dire, le tableau. Quoique les faits rassemblés dans la première partie suffisent à justifier les assertions des deux suivantes, j'ai cru devoir les appuyer encore par de nouvelles observations choisies, afin de donner à l'histoire dogmatique des Polypes une couleur à la fois théorique et pratique, et ces observations, plus ou moins abrégées, mais souvent très-détaillées, réunies à celles de la première partie, s'élèvent, en totalité, à plus de deux cents. J'en ai tiré un certain nombre de ma pratique ; je les ai rapportées, ou seulement citées aux pages 5, 6, 15, 32, 70, 87, 100, 101, 109, 150, 159, 172, etc., suivant que le tems qui m'était accordé pour la composition de cet ouvrage me permettait d'entrer dans des développemens plus ou moins étendus.

Enfin, la quatrième partie donne l'indication exacte et précise des plus importans travaux de chirurgie faits sur les Polypes, depuis les livres hyppocratiques.

Ainsi, le principal mérite de l'histoire des Polypes et de leur traitement, étant dû aux faits extrêmement nombreux qu'elle renferme, et dont elle n'est que la déduction ; ce mérite ne venant point de moi, et m'étant même totalement étranger, je puis dire, sans crainte d'être taxé d'amour-propre, que l'histoire des Polypes est un trésor d'observations, non moins précieux pour la pratique que pour la théorie.

Enfin, comme je me suis efforcé d'indiquer avec exactitude les principaux auteurs qui ont écrit sur les Polypes, j'ai l'espoir, qu'à l'aide de cet ouvrage, que l'on pourrait assurément rendre beaucoup meilleur, le lecteur pourra, s'il le veut, s'instruire à fond, sur les maladies qui en font le sujet. Telles sont du moins les espérances qui m'ont engagé à l'offrir au Public.

TRAITÉ
DES POLYPES,

ET

DE LEUR TRAITEMENT.

Les polypes sont des excroissances pédiculées, des tumeurs saillantes à la surface des cavités muqueuses ou vasculaires de notre corps.

On en distingue les excroissances fongueuses qui ne prennent pas la forme d'une tumeur, mais celle d'un prolongement frangé, par exemple. On en distingue encore quelques excroissances qui dégénèrent habituellement en cancer. Mais la plus ou moins grande tendance à dégénérer en cancer, ne nous paraît pas un motif suffisant pour séparer des maladies qui, toutes, produisent d'abord les mêmes accidens, réclament à peu près toutes le même traitement, et sont guéries presque toutes par les mêmes moyens. Enfin, par cela même qu'il y a quelques avantages à réunir toutes les tumeurs pédiculées sous le même titre, et que cette méthode nous permet d'accorder la nomenclature médico-chirurgicale des auteurs anciens et des auteurs modernes, sans nuire ni à l'une, ni à l'autre ; sans rien sacrifier des observations des uns ni des autres , nous parlerons dans cette thèse de toutes les tumeurs pédiculées qui s'observent dans les cavités indiquées plus haut, y compris même celle du conduit auditif externe et celle de l'utérus. Cependant, nous ne ferons qu'indiquer les excroissances qui échappent aux moyens de la chirurgie, ou qu'on n'a guères l'habitude de classer parmi les polypes.

Les polypes ont été appelés ainsi de πολυς, plusieurs, et de πους pieds , parce que, dit-on, les anciens ont cru leur trouver quelque ressemblance avec le poulpe, espèce de mollusque céphalopode à longs bras.

Nous diviserons notre thèse en quatre parties. Dans la première, nous réunirons et classerons un certain nombre de faits, de manière à éclairer notre sujet ; dans la seconde, nous envisagerons les polypes d'une manière générale, sous les divers points de vue de leur disposition matérielle ou anatomique, de leurs phénomènes, de leur marche, de leurs causes ; sous les divers points de vue de leur diagnostic, de leur pronostic du traitement qu'ils réclament et des effets consécutifs à ce traitement.

Quand nous aurons découvert, par cet examen général, tous les modes dont ils sont susceptibles, nous étudierons ensuite ces modes en particulier, afin de les voir par tous leurs côtés, et de mieux apprécier l'influence de chacune de leurs diverses manières d'être.

Que le lecteur veuille bien ne pas s'effrayer de

cette méthode, car elle diffère peu de celles que l'on suit généralement, et elle est réellement plus simple, plus facile et plus parfaite, puisqu'elle permet d'envisager les choses sous un plus grand nombre de faces, et par toutes ces faces en particulier.

Enfin, nous terminerons par quelques remarques historiques.

Les polypes présentent beaucoup de différences sous le rapport de leur situation, de leur étendue, de leur forme, de leurs propriétés sensibles aux yeux et au toucher, de leur structure qui est bien plus variée qu'on ne le dit généralement, de leurs phénomènes et de leur marche, de leur diagnostic et de leur pronostic, ainsi qu'on va le voir par les observations que je vais exposer.

PREMIÈRE PARTIE.

OBSERVATIONS SUR LES POLYPES DU NEZ ET DES CAVITÉS VOISINES.

On rencontre souvent, dans les fosses nasales, des polypes mous, jaunes, grisâtres et transparens qu'on nomme muqueux, parce qu'ils contiennent un fluide muqueux et séreux abondant. On les nomme encore vésiculeux, parce que, par leur forme en grappe, ils semblent composés de vésicules.

PREMIÈRE OBSERVATION. — Rozier, âgé de dix-neuf ans, né de parens scrofuleux, est scrofuleux lui-même dès son enfance (caries, etc., etc.). Il fit, en 1829, une chute sur la face, et se fractura les os de la cloison du nez. Au bout de quelques jours, il sortit plusieurs esquilles par les narines. A dater de ce moment : fréquentes hémorragies nasales auxquelles le malade n'était pas sujet autrefois. Il y a dix-huit mois, il commença s'apercevoir de la présence d'un corps étranger dans les fosses nasales, sa respiration n'était plus aussi libre ; des maux de tête survinrent, et un polype prenant toujours de l'accroissement, au bout de dix à douze mois, la respiration devint presqu'impossible par les fosses nasales, tandis qu'en même tems la déglutition était gênée. — Depuis cette époque, les hémorragies cessèrent et ne se représentèrent plus. Au mois de mai dernier, il entra dans mon service ; ses deux narines étaient remplies et dilatées par des polypes grisatres, insensibles, et véritablement muqueux. La voix était un peu nasonnée, et la respiration nasale impossible. Le malade ne se plaignait plus de maux de tête. Je l'opérai en commençant par la narine droite, après avoir reconnu que le polype qu'elle renfermait adhérait très-probablement sur le cornet moyen ; après deux ou trois introductions des pinces, je reconnus qu'il ne restait plus rien dans la place qu'il occupait, et qu'il ne restait même plus rien dans la narine opposée. En en cherchant la cause, je m'aperçus qu'il n'y avait qu'un polype ; que ce polype avait passé de la fosse nasale droite dans la gauche, à travers la cloison ouverte ; et comme la cloison du nez avait été fracturée en 1829, je compris facilement la singularité à laquelle je ne m'attendais pas. La guérison du malade s'est bien soutenue jusqu'à ce jour.

Le polype arraché à Rosier, était disposé en grappes irrégulières mammelonnées. Il était mou, transparent, presque sans vaisseaux ; et ses vaisseaux, extrèmement fins, n'étaient visibles que dans quelques points de sa membrane extérieure. Son tissu était aréolaire et homogène, humide de beaucoup de sérosité légèrement muqueuse.

2ᵉ OBSERVATION. — J'ai rencontré, il y a trois mois environ, un pareil polype sur un nommé Bavoux, qui entra alors dans mon service. Il différait cependant du précédent par une structure plus compliquée. Son tissu renfermait, dans les points renflés, des kistes, des vésicules grosses comme des grains de chenevis, et dans ces kistes, une liqueur blanchâtre, trouble, lactescente en un mot. L'extirpation de ce polype n'a, d'ailleurs, rien présenté de remarquable.

Il y a des polypes d'une structure mixte, soit qu'ils n'aient pas la même nature dans toute leur étendue, soit que plusieurs se soient réunis pour les former.

3ᵉ OBSERVATION. — La femme d'un marguillier du temple de Saint-Adolphe, étant fort sujette aux défluxions, il lui vint un fort grand polype qui *était blanc, et d'une substance pituiteuse*, et lui bouchait les deux narines, principalement la gauche, ce qui lui faisait respirer avec peine et danger d'étouffemens.

Il était évident, non-seulement dans les narines, mais aussi dans le gosier, ayant une double caroncule, l'*une blanche et molle ; l'autre livide et dure*, et qui approchait du cancer.

On fut donc obligé d'essayer d'enlever ce polype.
Ces caroncules ayant été déchirées plutôt qu'arrachées, on attrapa avec des tenailles cette
partie qui était au gosier, et qui semblait dégénérer en carcinome, laquelle ayant été tiraillée
un peu fortement, le polype sortit tout entier
avec toutes ses racines.

Or, ce polype avait huit racines semblables, à
leur origine, à des queues de poires, qui naissaient
à son centre d'où partaient aussi les veines qui y
étaient éparses.

Quant aux pieds (qui sont appelés caroncules
par les médecins), ils différaient les uns des autres : car ceux des narines étaient couverts
comme d'une membrane qui contenait beaucoup
de pituite congelée, laquelle était molle et trans-
parante en la plupart, semblable à la poulpe d'une
prune blanche : ès autres elle était dure et obscure
comme une corne brûlée. (*Obs. de N. Tulpius,
dans la bibl. de Bonet*, t. 4, p. 7.)

On voit assez souvent des polypes du nez succéder à des violences extérieures sur cet organe,
sans que l'on puisse affirmer que le polype en
soit l'effet; cette coïncidence doit être remar-
quée.

Les observations suivantes offrent des exemples de la coïncidence dont il est question :

4ᵉ OBSERVATION. — Certain gentilhomme,
ivre, tomba de son cheval et se froissa le nez.
Cette offense fut suivie d'exulcération dedans une

des narines, après quoi la chair commença à croître, et il s'y forma un polype, qui, quand il demanda conseil, paraissait déjà en dehors, et remplissait tellement cette narine, que l'air ne pouvait presque pas pénétrer, et qu'il ne respirait que la bouche ouverte.

Il avait amené avec lui un chirurgien, auquel je commandai d'appliquer un onguent corrosif et dessicatif dans les narines, avec un peu de linge, à l'endroit où il restait un peu de passage entre le polype et les narines, le renouvelant deux fois le jour, et d'arroser les narines d'une liqueur corrosive pour ronger le polype. Au bout de quinze jours, ce polype était déjà un peu consumé; mais, pour le détruire entièrement, il se servit encore d'une autre eau corrosive. Par ces moyens, il fut entièrement emporté sans qu'il résultât aucune difformité pour le malade. (*Obs. de Plater dans Bonet, bibl.*, t. 3., p. 17).

Quoique les substances corrosives soient de mauvais moyens à employer contre les polypes les plus innocens, ce fait prouve qu'elles peuvent détruire d'assez gros polypes en peu de tems.

5ᵉ OBSERVATION. — Un jeune homme de 18 ans, *frappé deux fois à la tête* à un long intervalle, une fois avec un bâton, l'autre avec une pierre, tomba sans connaissance dans les deux cas. Un polype volumineux se développa d'une part dans la narine gauche, de l'autre dans le pharynx; des accidens inflammatoires généraux

survinrent, et ensuite trois hémorragies abondantes. Plus tard : inflammation et suppuration
du polype situé dans l'arrière-gorge, et qui ne
tarda pas à *se détruire ainsi spontanément.* Le
polype des fosses nasales fut extirpé avec des
pinces, après avoir été en partie desséché par
l'usage de l'alun. (Paletta, *Exercit. pathol.*,
p. 5. Milan, 1820). Ce cas n'est pas seulement
remarquable par les violences qui l'ont précédé,
il l'est aussi par la guérison spontanée de l'une
des portions du polype.

Le cas suivant est remarquable par la cause qui
semble l'avoir produit, par l'étendue et la forme
quadrilobée du polype, par ses hémorragies et
par l'heureux succès de la ligature.

6ᵉ OBSERVATION. — Un jeune homme portait
depuis deux ans, dans la fosse nasale gauche, un polype développé à la suite d'une chute sur la face, dans
laquelle le nez fut violemment heurté. Depuis
lors, hémorragie de tems en tems par la narine
gauche. Au bout de quelques mois, le malade
s'aperçoit qu'un polype se développe au fond de
cette narine. Vainement, il essaye d'abord les
consomptifs et plus tard l'avulsion ; il y a déchirure et il est impossible d'enlever toute la masse.
Levret lie successivement, en trois jours, les trois
appendices dont se compose la masse polypeuse.
Chacun de ces appendices tombe le lendemain,
et le quatrième jour, lors de la chute de la dernière portion, le malade s'aperçoit qu'il y a sup-

puration dans sa narine. Une quatrième portion, plus petite, se détache d'elle-même pendant qu'on essaie de la lier. Enfin, la masse qui donne naissance à ces végétations est arrachée sans effort avec la pince à polype. Il ne s'échappe pas une seule goutte de sang. L'ensemble de ces opérations dure six jours. (*Levret, Obs. sur la Cure des polipes*, etc., p. 233.)

On voit aussi des violences externes sur la face, être suivies du développement de polypes fongueux dans le sinus maxilliaire.

7ᵉ Observation. — Une petite fille de cinq ans reçoit un coup sur la face, du côté gauche, entre le nez et la pommette. Tuméfaction de l'os, du pus s'écoule dans la bouche, après s'être fait jour vers les canines , suppuration abondante , dévoiement, symptômes de scorbut, traitement général approprié , avulsion d'un fongus situé dans ce sinus, et chute de la partie inférieure du maxillaire supérieur et des os palatins. (*Obs. de Chastenet, chirurg. de Lille, Mém. de Bordenave*, dans *Mém. de l'Acad. roy. de chir.*, t. 13, p. 383, édit. in-12.)

Je rapporte l'observation suivante comme un cas possible de polypes syphilitiques, peut-être guérissables par les mercuriaux.

8ᵉ observation. — Une malade, affectée de symptômes syphilitiques, portait trois polypes, un dans la narine droite, de la grosseur d'une amande; un dans la gauche, d'un volume double; un dernier derrière la luette, gros comme une noix. — Depuis six ans elle s'aperçoit du polype dans la narine droite; quatre ans après, des tentatives d'extraction n'amènent qu'une déchirure du polype avec hémorragie qui est arrêtée par le vitriol. A la chute de l'escarre, le polype adhère aux parois de la fosse nasale. Le polype de la narine gauche se détache par l'effet du mercure, mais les autres résistent. Levret se détermine à employer la ligature; il coupe d'abord, en deux jours, les adhérences, et, le troisième, il lie le polype de la narine droite qui se flétrit, suppure et tombe au bout de sept jours. Il lie enfin le polype de la gorge; la tumeur se gonfle bientôt et gêne tellement la malade, que celle-ci, impatientée, tiraille la ligature, le polype tombe dans le pharynx, sans hémorragie, et est avalé. (*Levret, Obs. sur la Cure des Polyp.*, p. 273.)

Lorsqu'un polype nasal est très-volumineux, qu'il dilate le nez, il peut pendre sur la lèvre par la narine, remonter dans l'orbite par le canal nasal, ébranler les dents et distendre la joue en distendant le sinus maxillaire. C'est ce qui paraît être arrivé dans le cas suivant que j'emprunte au professeur Alibert.

9e OBSERVATION. — Niacre, âgé de vingt-deux ans, était sujet à de fréquens saignemens de nez. Un jour qu'une hémorragie était plus intense qu'à l'ordinaire, on excoria la membrane muqueuse, en enfonçant dans le nez des bourdonnets de charpie.

Au bout d'un an il sentit un petit bouton dans une de ses narines. Il le fit augmenter considérablement, ayant pris l'habitude de le gratter sans cesse. Quand le malade marchait, l'air, en s'échappant des narines, *entraînait en avant* et en bas l'excroissance qui remontait dans l'acte de l'inspiration. L'angle interne de l'œil gauche se tuméfia, devint douloureux ; les larmes s'écoulèrent sur la joue ; une tumeur lacrymale se forma par l'action du polype qui, en augmentant, avait comprimé le sac lacrymal : aussitôt la joue s'enflamma et donna les signes d'une fluctuation purulente.

Les quatre dents molaires de la mâchoire supérieure étaient renversées en dedans. Le chirurgien, auquel le malade se confia pratiqua une incision, à la partie déclive de la joue, d'où il sortit une grande quantité de pus. Le polype augmentant toujours de volume, on lia la portion qui dépassait les fosses nasales et tombait jusque sur la lèvre inférieure. Dès lors, le petit bouton qui était à la commissure interne de l'œil gauche, s'accrut, et parvint au volume d'une noix. Le polype grossit considérablement, écarta les os de la face, et força l'œil de se porter en avant et de côté. Le malade perdit la faculté de voir avec cet œil. Au moment où le professeur Alibert le fit dessiner, ses yeux saillans semblaient vouloir sortir de leur cavité, surtout le gauche. A la commissure externe des paupières gauches, on remarquait une excroissance fongueuse et granulée, d'un rouge vif, qui n'était pas douloureuse. On apercevait dans la narine gauche une autre excroissance de forme oblongue, entourée d'un mucus épais qui sortait de l'ouverture antérieure du nez, et la joue était énormément distendue. (*Alibert, Nosol. natur.*, pag. 529, t. 1.)

Il y a des polypes qui tombent spontanément ou par suite d'une inflammation ulcérative. Voici un cas de ce genre.

10e OBSERVATION. — Paletta rapporte qu'un polype des fosses nasales fut en partie extirpé, en partie rejeté par des efforts de toux. Il repullula; alors nouvelles tentatives d'extirpation, accidens fébriles, écoulement purulent par le nez et l'oreille gauche; mort. A *l'autopsie*, polype inséré à l'os cribleux qui était fracturé, altération de la dure-mère de la base du crâne, du cerveau et du cervelet du côté gauche. (*Paletta, exer. Patholog.*, p. 10; Milan 1820).

Quelquefois, le polype nasal ou pharyngien paraît se détacher sans ulcération ni suppuration, par cela seul qu'un effort de toux ou de vomissement en a rompu le pédicule délié.

11e OBSERVATION. — Mathias portait un polype dans les fosses nasales; il le rejeta par la bouche, en se mouchant : c'était une chair spongieuse et rouge, de la grandeur et figure d'une poire avec sa queue. (*Obs. d'un anonyme dans Bonet, Bibl.*, t. 4; *obs.* 92, p. 457).

Ce ne sont pas seulement les polypes à pédicule grêle qu'on voit détachés par la toux, ou le vomissement. Des polypes à adhérences multiples peuvent aussi être rejetés de cette manière, comme le prouve le fait suivant.

12e OBSERVATION. — M. le docteur Vimont rapporte qu'une dame Lescane se plaignait, depuis seize mois, d'une gêne douloureuse en avalant, qui augmentait par les tems froids. Cette dame atteinte, en janvier 1806, d'un catarrhe qui suscitait des vomissemens, rendit une tumeur charnue, vasculeuse, molle, inégalement épaisse, à bords déchiquetés. La face par laquelle cette tumeur charnue adhérait à la paroi postérieure du larynx et antérieure de l'œsophage, offrait plusieurs·prolongemens filamenteux; enfin, elle avait beaucoup d'analogie avec un polype spongieux.

Depuis cet événement heureux, cette dame s'est parfaitement rétablie.(*Annal de la soc. méd. prat. de Montpellier*, 1806; p. 73, t. 8.)

Les polypes muqueux repullulent quelquefois avec une grande opiniâtreté. Quoique cette circonstance augmente leur gravité, leur gravité n'est pas comparable à celle du polype dur.

13e OBSERVATION. — Ricard Alphonse, âgé de vingt-deux ans, actuellement couché dans le ser.

vice de M. Lugol à l'Hôpital Saint-Louis , pour y
être traité d'une luxation spontanée, est né de
parens d'une excellente santé. Lui-même jusqu'à
l'âge de quinze à seize ans s'est toujours bien
porté. Ce malade n'était pas sujet aux hémorragies, et depuis qu'il est affecté de polypes il n'y a
pas davantage été sujet. Il y a six ans , il survint fréquemment dans l'une et l'autre narines
des vésicules auxquelles succédaient des croûtes
qui, fréquemment arrachées par le malade, se
reproduisaient sans cesse ; bientôt il sentit de la
gêne dans la narine gauche, l'air n'y circulait
plus aussi librement, des battemens s'y faisaient
sentir, et dès lors le malade devint sujet à une
douleur presque permanente , occupant le front
du côté gauche et devenant plus forte l'hiver et
dans les tems humides. — Quelques mois après
l'apparition de ces symptômes, un chirurgien
ayant constaté l'existence de polypes , en pratiqua l'avulsion, opération que la repullulation de
ces tumeurs rendit bientôt nécessaire de nouveau.
Pendant deux années consécutives , M. Flobert, de
Rouen, lui lia de tems en tems ces polypes , à mesure qu'ils se reproduisaient, mais sans détruire
les racines. Le malade étant venu à Paris, M. le professeur Dupuytren les arracha à son tour. Une
prompte récidive l'obligea l'année suivante à réclamer encore les secours de l'art. Cette fois ce fut
M. le professeur Roux qui les lui extirpa .Il y a maintenant un an et de nouveaux polypes embarrassent
déjà ses fosses nasales.

Assurément de pareils insuccès ne sauraient s'expliquer par l'inhabileté des opérateurs qui ont prodigué des soins à ce malade. Il ne le sait que trop; aussi, dans son désespoir, il n'attend plus rien des secours de l'art, persuadé qu'il en a épuisé toutes les ressources.

Les polypes durs qui sont accompagnés de douleurs violentes à la tête, qui, extirpés, repullulent, qui ramollissent et détruisent les os, sont toujours graves et souvent mortels.

14ᵉ OBSERVATION. — Un homme de soixante ans éprouve des douleurs violentes à la tête. Au bout de quelques jours, écoulement de pus par les narines, deux abcès au grand angle de l'œil gauche et sous la lèvre supérieure, près de la première molaire. Au premier succède une fistule par laquelle sort une végétation polypeuse dont l'extirpation est suivie d'une prompte récrudescence, d'accidens généraux et de mort, sept mois après l'invasion. *Autopsie.* Polype volumineux, noir, bosselé, se déchirant facilement, laissant écouler du sang et naissant sur la pituitaire qui recouvre les cornets supérieurs et inférieurs, et sur celle qui tapisse l'autre d'hygmore. Les os voisins étaient en partie détruits; de l'ethmoïde il ne restait que l'apophyse *crista galli.* (*Palletta exerc. Patholog.*, p. 5. Milan, 1820)

Lorsqu'un polype est très-étendu, qu'il remplit la fosse nasale, qu'il cause une céphalalgie continuelle et du coma, il y a à craindre qu'il ne remonte dans le crâne et ne cause la mort.

15ᵉ OBSERVATION. — Un jeune homme, tourmenté de maux de tête, mourut dans un état comateux. A l'autopsie, on trouva dans la fosse nasale droite, un polype qui, naissant de la cloison, se partageait en deux parties : l'une, supérieure, montant verticalement, avait détruit la portion criblée de l'ethmoïde, pénétrait dans le crâne en écartant le repli de la faux du cerveau dont elle s'était fait une enveloppe. Cette tumeur, couverte par le lobe droit du cerveau dont elle avait altéré la substance, était baignée de pus mêlé de sang, provenant de l'érosion des veines voisines ; son volume était égal à la moitié d'un œuf, sa surface inégale, bosselée. Sa substance, molle, offrait à la section un aspect lardacé. La partie inférieure du polype remplissait presque toute la fosse nasale droite. (*Paletta, exercit. patholog.* , p. 7, Milan, 1820.)

L'observation suivante offre l'exemple d'un polype nasal qui, extirpé, repullule très-gros, gêne la respiration, la déglutition, produit la surdité de l'oreille droite, s'étend jusque dans le crâne et cause la mort.

16ᵉ OBSERVATION. — Un enfant de dix ans porte dans la narine droite un polype qui, extirpé en partie, repullule et devient très-volumineux. Alors, gêne dans la respiration et la déglutition, fièvre, hébêtement, surdité à droite, dépression du voile du palais. Malgré les accidens fébriles, et une douleur obtuse de la tête, *Paletta* partique l'avulsion de plusieurs polypes situés dans la fosse nasale droite : écoulement purulent par le nez et par l'oreille droite, exophtalmie à droite d'abord et bientôt à gauche, augmentation des accidens généraux, abolition des sens, mort.

Autopsie. Épanchement considérable de pus sous la face inférieure du cerveau. Gangrène de ses membranes, de son lobe moyen, et de la glande pituitaire. Autre épanchement de sang à la base du crâne et polype de forme carrée, large de deux travers de doigt sur autant de longueur, naissant selon toutes les apparences, d'une part de la membrane qui tapisse le sinus droit du sphénoïde et de l'autre hors de cette cavité, des parties voisines et spécialement de la membrane qui revet le pharynx. La masse de cette production est solide, d'une texture fibreuse, compacte, violacée à l'extérieur, blanchâtre en dedans ; sa base, bosselée, inégale, s'appuie sur le voile du palais ; l'orifice du sinus sphénoïdal qui donnait naissance au polype est très-élargi. (*Paletta, exercitationes pathologicæ*, p. 1, Milan, 1820.)

Il est des polypes qui saignent avec une si grande facilité et qui donnent tant de sang pour peu qu'on les touche et qu'on les violente, qui repullulent si facilement, que M. Hervez les appelent des *noli me tangere.* Ces polypes sont tantôt fibreux et rougeâtres, tantôt d'une autre structure.

17ᵉ. OBSERVATION. — Massenet, âgé de treize ans, avait, dans la fosse nasale gauche, un polype qui datait de dix-huit mois, et qu'on avait lié une fois et extirpé deux. Il produisait toujours une hémorragie difficile à suspendre. Pour ne pas abandonner le malade à la mort, on se décide à tenter de nouveau l'extraction de ce corps. On le saisit facilement, mais il résiste tellement, que les pinces, assez fortes pourtant, sont faussées ; un bistouri étroit et boutonné est introduit pour couper le large pédicule de ce singulier polype, et aussitôt le sang jaillit avec une si grande force, qu'on est obligé de tamponner et de suspendre l'opération. Le malade succombe six jours après.

Autopsie. La tumeur implantée sur la partie postérieure de la voûte de la narine, remplit cette cavité ; elle est ferme, élastique, formée de fibres diversement entrecroisées. Sa couleur est gris rougeâtre, plus ou moins foncée, son intérieur ne renferme pas de cellules, ni de cavités, ni de vaisseaux remarquables, il est impossible de le déchirer avec les doigts ; sa périphérie, qui s'était approprié la membrane muqueuse du nez, est légèrement boursouflée. Sa coupe est inégale, homogène et non granulée. (*Arch. gén. de méd.*, t. 2, p. 579.)

Les polypes des narines qui sont mous, grisâtres et insensibles, sont ordinairement peu graves, et peuvent être tourmentés par des drogues irritantes, sans dégénérer en cancer, et détruits enfin par la cautérisation, quoique ce mode de traitement ne doive point être préféré aux moyens plus convenables que l'art possède. C'est ce que prouve l'observation suivante :

18e. OBSERVATION. — Une femme de trente-quatre ans, affectée d'un polype de la narine droite, consulte un médecin qui l'examine avec soin ; il découvre, dans cette narine, un corps membraneux, formé de fibrilles diversement entrecroisées, d'un blanc rougeâtre, et dont la surface est çà et là traversée par des vaisseaux très-petits et peu nombreux, de couleur rouge bleuâtre, pâle. Il est un peu mou, à peine sensible et flotte librement dans la narine, adhérent à sa partie supérieure par une base assez large. Le mal avait commencé environ deux ans auparavant. Un barbier y appliqua des poudres astringentes, dessicatives qui l'irritèrent. Un autre chirurgien produisit, par des topiques, un apparence de guérison. Mais, depuis deux mois, il s'était élevé peu à peu, à la place de l'ulcère, cette excroissance incommode, qui produisait la gêne de la respiration, la diminution de l'appétit, de la cardialgie, des lassitudes. Les autres fonctions étaient régulières.

Le médecin considérant que la ligature et l'excision seraient fort difficiles, à cause du volume du pédicule, pratiqua la cautérisation. Trois applications du fer chaud furent faites successivement, au moyen d'une canule d'argent. Il s'écoula d'abord une grande quantité de sérosité, ce qui réduisit la tumeur à une simple membrane, laquelle fut à son tour cautérisée jusqu'à la racine. On y plaça ensuite une tente enduite d'un digestif, et le mal fut enlevé sans retour. Un cautère fut mis au bras, et au bout de plusieurs années, la malade n'avait éprouvé d'atteintes ni de cette maladie, ni d'aucune autre. (*S. Braun, exposit. med. chir. casus de polypo narium aquoso, theses; Tubingæ*, 1788.)

Le fait suivant présente un autre exemple de guérison par les caustiques, bien que le polype fût rouge, dur et saignât facilement.

19ᵉ. OBSERVATION. — Un juge replet, avait le visage plein, le nez large. En la narine gauche on apercevait une *chair insensible, rougeâtre, dure*, qui la remplissait et la dilatait extrêmement. Ayant mis une sonde, elle pouvait passer au-delà. Quand on la poussait un peu fort, il s'écoulait beaucoup de sang. Je touchai légèrement, dit l'observateur, tous les jours, deux ou trois fois, le polype avec un linge mis au bout d'une sonde, trempé dans de l'huile de vitriol. En après, je mêlai une poudre très-subtile de grenade avec l'onguent ægyptiac et tant soit peu d'huile de vitriol, le faisant entrer dans la narine là où elle était libre, avec un petit linge qui était arrosé d'un peu d'huile de vitriol: or comme ces remèdes ne faisaient pas une grande douleur au malade, laquelle cessait incontinent, il ne faisait pas difficulté de les souffrir. Le polype devint bientôt. noir et se corrompit. Le chirurgien ôtait tous les jours ce qui se trouvait pourri, réitérant ensuite l'huile et l'onguent. Mais à chaque fois qu'il touchait la chair vive, il en sortait incontinent du sang, lequel s'arrêtait au même moment qu'on y avait appliqué de l'huile de vitriol. Bientôt l'air eut son passage par la narine. La racine du polype, au bout de trois semaines, ayant été poussée avec la sonde, sortit comme une croûte creuse. (*Obs. de Plater F.* , p. 16 , *dans Bonet , Bib.* , t. 3.)

20ᵉ OBSERVATION. — Paletta rapporte aussi l'exemple d'un polype saillant par le grand angle de l'œil, qui fut accompagné d'accidens généraux graves et qui, néanmoins, fut traité avec une sorte de succès par la cautérisation et la ligature. (*Paletta, exer.* , *Pathol.* , *p.* 4. Milan, 1820.)

On trouve dans le *Médical et surgical* journal d'Édimbourg , du mois de juillet 1826, l'observation d'un polype du sinus frontal traité et guéri par le caustique. Quoiqu'on eût pu probablement arriver plus vite et plus convenablement au même but, ce cas n'est pas moins intéressant.

L'observation est copiée du magasin de Rust.

21ᵉ. OBSERVATION. — Le malade était de bonne constitution , le polype s'étendait dans les deux narines, et dans les tems humides en dépassait même l'ouverture. Il se prolongeait d'un demi-pouce dans l'arrière-gorge, dilatait les sinus fron-

taux et faisait sur le front une saillie du volume
de la moitié d'un œuf d'oie. L'œil droit faisait
aussi saillie, la prunelle était tournée en dehors,
de sorte que le malade voyait les objets doubles.
Le chirurgien essaya d'enlever une partie de la
tumeur par l'extraction seule. Il réussit à en extraire plusieurs portions, particulièrement une,
d'une grandeur considérable, située dans la gorge.
Le malade en fut soulagé, mais au bout de quatre
jours les portions extraites furent remplacées par
des végétations spongieuses. Au bout de dix
jours M. Hoffman se détermina à ouvrir le sinus. Une incision cruciale fut faite jusqu'à l'os,
mais il fut obligé de cesser l'opération, à cause
d'une hémorragie abondante qui lui parut nécessiter la compression. Le jour suivant, en ôtant le
pansement, une masse spongieuse, de consistance
de chair, fit saillie. La distance entre les parois
interne et externe du sinus était de trois quarts
d'un pouce et les parois paraissaient ramollies. On
reconnut que la tumeur avait son origine dans le
sinus-frontal, et s'étendait de là dans les narines
et la gorge.

L'application des stimulans et des corrosifs paraissant la seule chance de guérison, on enleva
une grande portion de la paroi du sinus, et après
avoir excisé une partie de la tumeur spongieuse,
on toucha la surface de l'autre partie avec le
muriate d'antimoine. On répéta cette application
deux fois, en quatre jours. Au bout de ce tems,
un écoulement de matière très-fétide et purulente

eut lieu ; mais comme en quatre semaines il y avait très-peu d'amélioration , M. Hoffman réussit à passer un stylet dans la narine droite et tenta la guérison par le moyen d'un séton. Il introduisit, à travers la tumeur, une mèche assez large ; et tous les jours il en enduisait la portion nouvelle de précipité rouge. On jetait aussi de tems en tems sur la cavité du sinus un peu de la même poudre. Cette méthode de traitement fut suivie d'une amélioration sensible ; la tumeur dans la narine droite diminua graduellement et se fondit par la suppuration. L'ulcère prit un bon aspect. Comme il existait encore une masse spongieuse dans le sinus frontal gauche, on résolut de le trépaner et de traiter de la même manière ; mais comme on trouva qu'il existait un passage à travers la narine gauche, on fit d'abord des injections de nitrate d'argent, avec quinze grains par once d'eau ; ce traitement réussit, la tumeur se fondit en pus, et au bout de six mois la guérison fut complète. Il ne resta qu'une légère dépression du front et la guérison était toujours parfaite au bout de quatre ans.

Quoique l'excision soit peu employée maintetenant contre les polypes du nez, il y a des cas où l'on peut la mettre facilement et sûrement en usage.

22ᵉ. OBSERVATION. — Une personne avait dans 'la narine droite, un polype dur et fongueux de la orme d'une petite poire, et dont le pédicule assez large se trouvait derrière le cartilage triangulaire et l'os propre du nez. M. *Amussat* ayant reconnu l'implantation de ce polype, au moyen d'un stylet boutonné, en fit l'excision avec un bistouri dont la lame était à moitié enveloppée d'une bandelette de linge, du côté du manche, et qu'il introduisit à plat entre le polype et les parois de la narine, en tirant en même tems à lui la base du polype avec un ténaculum. Les racines excisées ont été cautérisées avec un cautère à bouton garni de sa canule. (*Archiv. génér. de Méd.,* t. 15, p. 132.)

Les polypes du pharynx gênent particulièrement la déglutition et la respiration par l'abaissemeut du voile du palais et l'obstacle qu'ils opposent au passage de l'air. On les guérit par l'excision. En voici un exemple dû à M. Rigal.

23e. OBSERVATION. — Un polype charnu d'une consistance très-dense, remplissant l'arrière-bouche, repoussait la cloison du palais en avant, chez un sujet scrophuleux. La ligature en fut faite avec le serre-nœud de Levret. Mais la tumeur gênant la respiration et la déglutition et faisant saillie au fond de la bouche, M. Rigal traversa ce polype de nature lardacée et squirrheuse, avec une aiguille enfilée d'un fil ciré ; l'ayant ensuite attiré à lui, il en pratiqua la rescision et délivra son malade qui guérit radicalement. (Observ. et réflex. de chirurg. de M. Rigal, ann. 1810, *Annal. de la Société de Méd. pratiq. de Montp.,* t. 23, p. 211.)

Je n'ai point encore signalé d'une manière particulière, le caractère nasonné de la voix dans les cas de polype nasal ou pharyngien. J'en emprunterai un exemple à mon confrère, M. Blandin.

24ᵉ OBSERVATION. — Un jeune homme porte un polype qui apparaît dans l'arrière-bouche, déprime le voile du palais, et le repousse en avant; levé à l'aide d'une spatule , il se présente sous la forme d'une tumeur arrondie du volume d'une grosse noix et d'une consistance dure. A l'extérieur, la tumeur est lisse , blanchâtre, et offre l'aspect d'une membrane fibreuse qui vient d'être lavée. Le doigt la circonscrit facilement, on croit qu'elle naît d'un point voisin de l'ouverture postérieure des fosses nasales. Elle gêne la respiration et rend la voix nasonnée. M. Blandin fait la ligature, bientôt le polype est rejeté au dehors sans hémorragie. Il paraît formé d'une substance dure, homogène, d'une couleur rougeâtre , et dans laquelle on ne distingue aucune sorte de fibres. (*Arch. gen. de méd.* , t. 23, p. 570.)

Il y eut à la suite une légère otite. Ce phénomène n'est point rare. La présence d'un polype nasal ou pharyngien suffit pour l'occasioner , et la ligature, par l'irritation qu'elle produit, la détermine assez souvent, quand elle est appliquée à peu de distance de la trompe d'Eustache.

Si l'ébranlement et la chute des dents sont souvent la suite du développement d'un polype du sinus maxillaire, on conçoit que, dans un cas comme le suivant, le polype pourrait bien être la suite de la maladie des dents.

25ᵉ OBSERVATION. — Un prince, ayant toujours eu de mauvaises dents, perdit presque toutes celles du côté gauche de la mâchoire supérieure. Dans le sinus maxillaire et dans les alvéoles se développèrent plus tard des tumeurs fongueuses avec gonflement de l'os, saignement de nez, du côté malade, dégénération cancéreuse, enfin la mort arriva. (Morand; *mém. de* Bordenave *dans mém. de l'Acad. roy. de chir.*, t. 13, p. 390, in-12.)

Lorsqu'un fongus du sinus maxillaire sort par une alvéole, on ne peut espérer de le guérir par une simple excision.

26ᵉ OBSERVATION. — Un homme de soixante ans a une tumeur charnue du volume d'un gros pois, située dans la bouche, dans une espace formé par la carie des deuxième et troisième dents molaires du côté gauche. D'abord excisée, elle repullule, donne un écoulement fétide par la bouche et le nez, et guérit par l'avulsion seule. (*Obs. de* Dubertrand, *mém. de* Bordenave, *dans mém. de l'Acad. roy. de chir.*, t. 13, p. 372, in-12.)

Il n'est pas aisé de guérir un polype très-étendu du sinus maxillaire autrement que par l'ablation et la cautérisation.

27ᵉ OBSERVATION. — Chez une femme de trente ans, une tumeur sort de l'alvéole d'une dent ca-

riée. Elle occupe presque toute la bouche, sou-
lève la joue et écarte les mâchoires. La tumeur
est d'une extrême dureté ; ablation par l'instrument tranchant, cautérisation avec le fer rouge,
guérison. (*Obs. d'Acoluthus tirée des mém. de
l'Acad. des curieux de la nat., decad., 3. ann., 4*ᵉ
*obs. 37 ; mém. de l'Acad. roy. de chir., t. 13,
pag. 387, édit. in-12.*)

Il y a des fongus qu'il ne suffit pas de cautériser mais qu'il faut *bien cautériser* pour les
détruire. Je crois que, dans le cas suivant, la cure
ne s'est fait attendre dix-huit mois, que parce
que le traitement n'a pas été assez actif.

28ᵉ OBSERVATION. — Une demoiselle de vingt-
trois ans éprouve depuis deux ans des douleurs
de tête et de dents ; petite tumeur fluctuante au
palais. Elle s'ouvre, carie du sinus reconnue, emploi du cautère actuel. Au bout de trois mois :
apparition de fongosités près des incisives du
maxillaire supérieur; cautérisations répétées, ouverture du sinus en ce point, pansemens dé-
tersifs; issue de vers, et enfin d'un fongus détruit de la grosseur d'une petite noix, puis
guérison. (*Obs. de* Dupont *et* Morand, *mém. de
l'Acad. roy. de chir.*, t. 13, pag. 378, édit. in-12.)

Il y a des polypes du sinus maxillaire dont la
marche rapide est si fatale que les traitemens les
plus sages, les opérations les mieux indiquées
sont impuissans.

29ᵉ OBSERVATION. — Un homme de soixante

ans éprouve des douleurs vers les premières incisives de la mâchoire supérieure, du côté gauche ;
avulsion de la première molaire, fongus dans
l'alvéole. Malgré le cautère actuel, la tumeur envahit toute la joue en deux mois, s'étend à l'œil,
au palais ; alors carie des os, tentative d'extirpation, mort. (*Obs. de Leaulté, Mém. de Bordenave dans les Mém. de l'Acad. roy. de chir.*, t. 13,
p. 400, édit. in-12.)

Parvenu à un certain volume, *le polype maxillaire* distend l'os qui le renferme, ébranle les
dents qu'il fait tomber, s'échappe par leurs alvéoles, et s'étend ensuite rapidement dans la
bouche, où il peut prendre un accroissement
énorme.

30ᵉ OBSERVATION. — Bremont était âgé de
trente ans. A la suite de l'extraction d'une dent
qui avait présenté quelques difficultés, il eut une
légère hémorragie. Huit jours après, il s'éleva du
fond de l'alvéole une petite tumeur qui, au bout
de quatre mois, faisait saillir la joue gauche ; elle
se renversa ensuite en dedans à la partie interne
du bord alvéolaire, et forma deux tumeurs distinctes, dont l'une occupait l'espace compris entre les dents et la joue, tandis que la seconde
comprenait les trois quarts de la cavité buccale.
La joue gauche présentait un gonflement de la
grosseur d'un petit melon ; la masse charnue fongueuse remplissait les deux tiers de l'ouverture
de la bouche. La face antérieure de cette excrois-

sance était altérée, d'une couleur livide, noirâtre dans certains endroits, et dans d'autres enduite d'un pus jaune délayé dans des flots de salive. La face antérieure de cette excroissance offrait de plus des élévations et des tubercules fongueux, dans lesquels se rendaient de nombreuses ramifications artérielles, qui donnaient quelquefois lieu à des hémorragies considérables. Cette tumeur se portait d'avant en arrière jusqu'à l'isthme du gosier, en formant une espèce de cylindre inégal qui remplissait aux deux tiers le plancher de la bouche, et se continuait sous la langue (*Alibert, Nosol. nat.*, t. 1, p. 532).

Parvenus à un volume considérable, les polypes du sinus maxillaire pénètrent dans le nez, perforent le sinus et se développent à la fois dans la bouche et dans la fosse nasale correspondante. Un chirurgien distingué a bientôt reconnu le mal et trouvé les moyens d'y remédier, et ce que son esprit a conçu, sa main habile sait bien l'exécuter.

31ᵉ OBSERVATION. — Lebret, maçon, âgé de dix-huit ans, entra, le 22 août 1822, à l'Hôtel-Dieu, portant un polype fibreux qui remplissait la narine et le sinus maxillaire, et qui en avait perforé la partie antérieure. La tumeur faisait sous la joue une saillie ferme et grosse comme le poing, en repoussant l'arcade zygomatique en dehors et soulevant un peu le plancher de l'orbite. Le polype ne sortait d'ailleurs de la narine ni en avant, ni en arrière, et il n'était pas dégénéré.

M. le professeur Dupuytren eut recours à deux opérations. La première fut faite sur le sinus maxillaire. Il incisa la muqueuse sous la lèvre relevée, il découvrit la tumeur et la saisit avec une pince de Museux; puis il implanta successivement dans la tumeur, et à des profondeurs de plus en plus considérables, deux autres pinces par lesquelles les aides, au moyen de tractions très-fortes, parvinrent à extraire le polype. Le sang jaillit à flot et fut arrêté par le tamponnement. Dix jours après, avec une pince à mors aplatis et les efforts combinés de traction et de torsion de plusieurs aides, il extirpa la division du polype qui occupait les fosses nasales.

Le malade sortit parfaitement guéri le trentième jour après son entrée. Il sortit sans cicatrice apparente et ne conservant de l'opération qu'il avait subie que le souvenir de l'adresse du chirurgien qui l'avait sauvé. (*Méd. opér. de* Sabatier, *édit. de* Sanson *et* Begin, t. 3., pag. 280.

32e OBSERVATION. — Nous lisons dans le *Méd. and surg.* journal d'Edimbourg, juillet, 1821, l'observation d'un cas analogue. Il s'agit d'un polype considérable qui fut extrait du sinus maxillaire par M. R. Liston, professeur d'anatomie et de chirurgie à Edimbourg. Il ouvrit le sinus avec le trépan, en cautérisa la surface interne et guérit le malade. Celui-ci avait éprouvé des sensations d'arrachement dans tous les os de la tête et de la face, qui lui causaient d'atroces douleurs.

Je terminerai ces observations sur les polypes des sinus maxillaires par l'histoire d'un cas tiré de ma pratique à l'Hôpital Saint-Louis. Il s'agit d'une tumeur fongueuse, et surtout encéphaloïde, du sinus maxillaire, que j'ai enlevée cette année, sur un enfant affaibli par plusieurs hémorragies antérieures ; le cas n'est pas seulement intéressant par lui-même ; il l'est encore par l'avantage qu'on retira du sirop diacode pour engourdir la sensibilité du malade et l'opérer aisément.

33ᵉ OBSERVATION. — Boyenval, âgé de dix ans, entre à Saint-Louis, le 15 juin 1833. Il est d'une constitution scrophuleuse, et affaibli par des hémorragies de la bouche ; il a le teint pâle et blafard ; il porte une tumeur volumineuse à la face, étendue depuis l'orbite et l'arcade zygomatique du côté droit, jusqu'au niveau et en dehors de la commissure des lèvres du même côté. Cette tumeur paraît avoir acquis un développement considérable en très-peu de tems, car le malade n'avait jamais rien éprouvé à la face avant une chute qu'il fit sur le visage, six mois auparavant ; car, un mois avant son entrée à l'hôpital, le gonflement était presque nul, au rapport d'un interne qui le vit à cette époque. La consistance de cette tumeur est molle. L'œil, actuellement insensible à la lumière, est chassé en avant de l'orbite ; le doigt ne rencontre plus la saillie de l'os malaire et la portion de l'os maxillaire qui forme la paroi antérieure du sinus de ce nom ; porté dans la bouche et jusqu'au-delà de l'isthme du gosier, il y sent une saillie molle, pâteuse, qui semble aller jusque derrière l'apophyse ptérygoïde. Il existe aussi en dehors une sorte d'empâtement qui diminue graduellement vers la fosse temporale. La narine droite n'est pas obstruée, une sonde de femme y pénètre facilement ; on n'y sent aucune saillie, aucun enfoncement anormal. Il en découle néanmoins une assez grande quantité de mucus épais. Le petit malade répand une odeur infecte et repoussante. Dans la nuit du 15 au 16, hémorragie par la bouche, de trois palettes au moins ; un tamponnement et des lotions d'eau froide suspendent le cours du sang. Le petit malade est pâle et faible. Le 17, nouvelle hémorragie, arrêtée par les mêmes moyens. Craignant le retour des hémorragies auxquelles l'enfant eût succombé promptement, si l'on avait abandonné la maladie à sa marche rapide, je résolus, dans ce péril extrême, d'enlever cette tumeur, l'opération ne pouvant guère abréger les jours du malade. Cependant l'enfant était indocile et ne voulait pas se laisser opérer ; il pouvait se livrer à des cris, à des mouvemens désordonnés, et s'opposer à l'emploi des moyens hémostatiques nécessaires pour arrêter une hémorragie qu'il n'avait pas la force de supporter, sans courir le risque de mourir entre nos mains. De pareils dangers étaient peu rassurans ; mais, en considérant qu'abandonné à lui-même l'enfant n'avait plus que peu de tems à vivre , nous crûmes qu'il était de notre devoir d'opérer , qu'il y aurait de la lâcheté à reculer devant les obstacles qui nous effrayaient, et nous nous décidâmes définitivement à tenter la seule chance de salut qui restât pour cet infortuné.

Pour prévenir son indocilité et engourdir sa sensibilité , nous lui fîmes prendre , une heure avant l'opération, une potion contenant iv gros de sirop diacode. L'effet de cette potion paraissant peu marqué, on lui fit prendre, une demi-heure après , une cuillerée à bouche du même sirop.

L'opération fut pratiquée le 19 juin au matin , devant un assez grand nombre d'élèves. Tout étant prêt , et le malade couché sur un matelas , la tête un peu élevée et maintenue par des aides , je fis avec un bistouri convexe une incision verticale , qui commençait à la partie interne du bord de l'orbite , et finissait au-dessous de l'aile du nez , en divisant la lèvre supérieure ; une deuxième incision , presque perpendiculaire à celle-ci , et partant du même point que la première , suivit la courbure du bord inférieur de l'orbite , et s'étendit vers la naissance de l'arcade zygomatique. J'obtins ainsi un lambeau triangulaire qui fut disséqué et renversé en dehors. Quelques artérioles fournirent un peu de sang, on en fit immédiatement la ligature. Alors apparut la tumeur ; sa surface était rouge et fongueuse, et la presque totalité de sa masse paraissait formée de substance encéphaloïde. Les parois antérieure, externe et postérieure du sinus maxillaire avaient disparu complètement. J'essayai d'isoler cette tumeur et de la séparer des parties environnantes, pour l'enlever d'un seul coup ; mais elle était si molle et si diffluente qu'elle se sépara en plusieurs portions. Cependant elle semblait prendre naissance en arrière et en dedans du sinus maxillaire. Cherchant du doigt les limites du mal, je ne trouvai ni la paroi inférieure de l'orbite, ni l'externe , elles avaient disparu , ainsi qu'une grande partie de l'os malaire. Je reconnus alors que le mal se prolongeait jusque derrière l'apophyse ptérygoïde , et même jusque dans les fosses temporale et ptérigo-maxillaire. Cependant le petit malade, quoique parfaitement éveillé , n'accusait pas la moindre souffrance. Je pensai un instant à enlever l'œil ; mais le tissu cellulaire environnant paraissant sain , je conservai cet organe. Au moment où j'achevais d'enlever tout ce qui me paraissait malade , avec des ciseaux courbes portés dans la fosse ptérigo-maxillaire , une artère, que je suppose être la buccale grossie, donna un jet de sang considérable. Comme elle était trop profonde pour être liée, des cautères rougis à blanc furent appliqués sur l'endroit d'où venait le sang , et ils parvinrent à l'arrêter. Quelques autres cautères furent portés aussi au-dessous et en dedans de l'œil, contre l'ethmoïde, dans les fosses temporale et ptérigo-maxillaire , contre l'apophyse ptérygoïde : ces derniers étaient destinés à détruire les débris de la tumeur, qui

avaient pu échapper à la dissection. Pour ainsi
dire étranger à ces affreuses cautérisations, le
petit malade ne criait que lorsqu'on lui fermait
l'œil sain pour ne pas l'épouvanter à l'approche des
cautères enflammés; et quoiqu'il parlât à tout
instant, il ne témoigna jamais la moindre douleur.
L'opération achevée, des morceaux d'agaric rem-
plirent toute la cavité occupée auparavant par la
tumeur. Le lambeau ne fut point réuni, afin que
l'on pût bien observer ce qui surviendrait à la
plaie et être prêt à combattre le mal s'il repul-
lulait. Un appareil contentif et légèrement com-
pressif fut appliqué. Craignant que l'engourdissement de la sensibilité produit par le sirop
diacode ne se prolongeât trop longtems, j'or-
donnai quelques cuillerées de café. Le petit malade fut très-bien toute la journée, et, malgré
le silence que je lui avais recommandé, il ne put
s'abstenir de raconter à ses voisins tout ce qu'on
lui avait fait, et comment on lui avait brûlé son
mal à cinq ou six reprises, avec de gros fers ar-
dens. Les jours suivans, il eut peu de fièvre, se
tint facilement sur son séant, conserva toujours
sa gaîté, et il bavardait sans cesse comme on le
fait à son âge. On lui donna peu à peu quelque
alimens, et on lui tint le ventre libre. Le 21 juin,
il se plaignit un peu du côté droit de la poitrine,
je lui appliquai sur le point douloureux un vési-
catoire qu'on fit suppurer. Le 23, l'agaric, qui
formait tampon et remplissait toute la cavité, fut
enlevé. On lava la plaie avec de l'eau légèrement

chlorurée, et on la pansa mollement. Alors on s'aperçut que l'œil était rentré en partie dans l'orbite, et avait recouvré un peu la faculté de voir. La pupille se contractait d'une manière très-sensible. Le 24, le malade n'allant pas à la selle, on lui donna un lavement purgatif qui fut suivi d'abondantes évacuations alvines.

Jusque-là le petit malade allait aussi bien qu'on pouvait le désirer; il ne souffrait presque pas; la suppuration était peu abondante et avait perdu sa fétidité; les fonctions s'exécutaient librement; on lui donna pour alimens du bouillon, de la soupe, de la bouillie, des crèmes de riz. Les escarres se détachaient, on ne voyait de mal reparaître en aucun endroit; mais, vers le 25 juin, il eut quelques petits frissons qui ne reparurent pas les jours suivans. Le 29, au moment du pansement, l'enfant n'était pas aussi gai et aussi vif que de coutume, il paraissait un peu accablé, il ne se mettait pas de lui-même sur son séant, comme les jours précédens. Dans le cours de la journée il devint triste, assoupi. Le 30, la somnolence et l'abattement devinrent extrêmes. Le 1er juillet, à la visite, le petit malade était expirant, et il mourut dans la journée, 13e jour de l'opération.

Autopsie vingt-quatre heures après la mort, le 2 juillet. *Poitrine;* poumon droit sain, poumon gauche un peu hépatisé à sa base, dur, pesant; une portion de cet organe découpée, plongée dans l'eau, va au fond du liquide; pas de tubercules , pas d'abcès métastatiques. Cœur ferme et sain.

Abdomen. Muqueuse de l'estomac un peu ramollie, d'un gris jaunâtre. Rien dans les autres organes.

Tête. A la base du cerveau, et près des membranes, existe, dans le lobe antérieur gauche, du côté opposé à la plaie , un abcès du volume d'une petite noix; dans le lobe moyen droit un autre abcès du même volume et aussi superficiel.

Examen de la plaie. La branche ascendante droite de la mâchoire est dépouillée de son périoste en dedans , du pus existe entre le périoste et l'os, puis entre ce dernier et l'apophyse ptérigoïde. Il y a une large communication de la plaie avec la narine droite. Pas de trace de matière encéphaloïde , si ce n'est du côté interne de l'orbite , où l'on trouva quelque chose d'analogue , qui était rouge , enflammé , et qui aurait été détruit probablement par la suppuration.

OBSERVATIONS SUR LES POLYPES DES ORGANES
GÉNITAUX DE LA FEMME.

On a vu les polypes utérins succéder à une chute. Ils sont très-souvent accompagnés d'hémorragies, et on en trouve d'analogues par leur structure à la tétine de vache.

54ᵉ. OBSERVATION. — Une femme tombe de

voiture : perte qui dure près de trois mois d'abord, et revient ensuite de tems en tems pendant quatorze ans. À cette époque, pesanteur dans le bas-ventre, continuation des pertes, mort au bout de seize ans. Polype de six pouces de long sur quatre de large, inséré au fond de l'utérus, sillonné à sa surface par des veines variqueuses ; à l'intérieur il y a quelques vaisseaux. La nature de sa tumeur a été comparée à de la tétine de vache cuite ; elle était recouverte par une expansion de la membrane interne de l'utérus. (*Levret*, *obs. sur la cure radic. des polypes*, p. 16.)

On voit quelquefois des polypes utérins coïncider avec une affection squirrheuse du sein. Madame Boivin en a cité deux exemples.

35e. OBSERVATION. — Dans le premier, il s'agit d'une dame de quarante-neuf ans, qui avait été opérée d'une tumeur squirrheuse du sein, et qui, deux mois après sa complète guérison, affectée de récidive, fut traitée sans succès par la compression. Elle éprouvait alors de la pesanteur vers le bassin, ce qui lui inspira des craintes de ce côté. Il y avait quatre ans qu'elle avait cessé d'être réglée. Examinée au spéculum, elle présenta, dans l'ouverture du museau de tanche dilaté, un polype du volume d'une grosse cerise et d'un rouge violacé. Il était inséré à peu de distance de l'orifice. Il n'y avait point d'écoulement.

56e. OBSERVATION. — Dans le second, il s'agit

d'une jeune femme blonde, fraîche, d'un très-bel embonpoint, qui était venue deux fois à Paris pour se faire opérer d'un squirre de la mamelle, et qui succomba à une métroragie violente, occasionée, à ce qu'il paraît, par le développement d'un polype considérable de la matrice, dont elle ne voulut point être opérée. Elle n'avait jamais eu d'enfant. (*Madame Boivin et Dugès, Mal. de l'utérus*, t. 1, p. 367.)

On voit des polypes utérins ou des tumeurs fibreuses polypiformes se détacher spontanément en plusieurs parties qui sortent successivement de l'utérus. C'est ce qui arriva dans le cas suivant.

37e. OBSERVATION. — Une femme qui portait un polype utérin ou un corps fibreux polypiforme, en rendit successivement plusieurs portions, à la suite d'un voyage qui lui causa des douleurs assez vives, pour nécessiter l'emploi des antiphlogistiques. Enfin elle rendit avec beaucoup de pus une tumeur du volume du poing, lobée et frangée. (*Willaume, Arch. gén. de méd.*, t. 24, p. 449.)

M. Hervez de Chégoin regarde comme fort rare l'existence d'une tumeur fibreuse devenue libre dans l'intérieur de la matrice; d'ordinaire la tumeur s'engage dans le col de l'utérus qu'elle dilate successivement; elle se rétrécit en ce lieu. Le même chirurgien considère aussi comme fort rare la chute séparée d'une première portion de la tumeur. Il présume qu'il en était dans ce cas comme dans un autre qu'il a rencontré (*Journ. gén. de méd.*, t. 101, p. 15), et où la tumeur était formée d'une substance fibreuse et d'une substance charnue, qui se sont séparées et ont tombé isolément.

Le cas que nous allons rapporter nous offre aussi un exemple d'un polype différent à sa racine et à son sommet. Il concourt encore à démontrer quelle est la disposition de l'enveloppe que le tissu de l'intérieur de l'utérus fournit aux corps fibreux développés dans l'épaisseur de ses parois.

38ᵉ. OBSERVATION. — Une femme de trente ans, tourmentée par des chagrins pendant plusieurs années, voit ses règles devenir plus rares, puis plus fréquentes et se changer en véritables hémorragies. Alors fièvre, émaciation, ischurie, etc., saillie dans le vagin d'une masse polypeuse arrondie. Le col de l'utérus dilaté, laisse passer le doigt dans son ouverture. Mort, avant que l'on ait pu tenter l'avulsion du polype. *Autopsie.* Signes d'une péritonite aigue. De l'utérus naît un polype sarcomateux, d'une substance blanchâtre et compacte vers sa racine. Son sommet qui est contenu dans le vagin est d'une texture molle, d'une couleur rouge foncée. La tumeur est enveloppée d'une sorte de poche fournie par la substance intérieure de la matrice. (Paletta, *de uteri polypis, exercitationes pathologicæ*, p. 12.)

Le fait suivant confirme les observations précédentes et prouve, jusqu'à l'évidence, qu'un
même polype peut être d'une structure très-diffé-
rente dans les différens points de son étendue.

59ᵉ OBSERVATION. — M. Gaches rapporte l'histoire d'une femme de vingt-quatre ans, qui, en
faisant un effort pour soulever un fardeau, sentit
s'échapper de la vulve, sans douleur, un corps cylindrique; ce polype ressemblait si parfaitement à
une verge, que M. Gaches crut un instant à l'her-
maphrodisme, mais il reconnut bientôt que c'é-
tait un polype. Il s'implantait sur un corps volumineux qu'il prit d'abord pour l'utérus déplacé.
Mais, après un nouvel examen, il vit manifestement
que c'était un second polype, plus volumineux,
dur et aplati. Il en pratiqua la ligature au moyen
du serre-nœud de Levret. Le sphacèle s'empara
de la tumeur, et la malade se rétablit parfaitement. L'examen de la tumeur, après sa chute, fit
voir que le premier polype n'était que la suite du
second. Il était cylindrique, uniforme dans toute
sa longueur et fongueux. Il avait cinq centimètres de circonférence. Le grand était plus volumineux à sa partie inférieure qu'en toute autre
partie, il était creux dans toute son étendue et
charnu. Il avait au moins quinze centimètres de
circonférence. (*Obs. de M. Gaches, ann. de la
sociét. de méd. de Montp., an.* 1814, *t.* 33,
p. 31.)

Un polype attaché au fond de l'utérus et parvenu dans le vagin peut : 1° contracter adhérence avec ce conduit, ce qui lui forme un second pédicule. 2° Si le polype grossit, c'est sa portion libre qui augmente de volume, s'allonge et se porte vers la vulve. 3° Si le polype paraît brusquement à la vulve, le premier pédicule cause le renversement ou la descente de l'utérus ; le deuxième produit le renversement du vagin. 4°. Si le pédicule inférieur s'insère à la partie moyenne ou inférieure de la paroi postérieure du vagin, la cloison recto-vaginale est renversée ; s'il s'insère plus haut à la même paroi, la partie du vagin que le péritoine tapisse en arrière est entraînée par le polype. 5° Il y a alors du côté du péritoine un enfoncement proportionné à l'étendue du renversement, et les intestins peuvent descendre dans cet enfoncement. 6° Si on se décide à la ligature ou à la section de ce pédicule, on peut, dans le premier cas, appliquer le lien sur le vagin et les intestins descendus dans son renversement, et dans le deuxième, établir une large communication entre le péritoine et le vagin. L'observation suivante confirme plusieurs de ces propositions, et vient à l'appui de toutes.

40ᵉ OBSERVATION. — Une femme, âgée de quarante-huit ans, entra à la Pitié. Une tumeur rougeâtre, plus volumineuse que le poing, paraissait à la vulve qu'elle remplissait. Le doigt introduit le long de la paroi antérieure du vagin, rencontrait un pédicule arrondi qui semblait passer à

travers un orifice circulaire, large et d'une mollesse comparable à celle du col de l'utérus pendant l'accouchement. La paroi postérieure du vagin s'étant ulcérée, avait contracté des adhérences
avec le polype. Une ligature fut passée et serrée
autour du pédicule utérin; à la visite suivante, la
tumeur répandait une odeur fétide; sa surface
était livide, surtout en avant. Son pédicule utérin
fut coupé avec le bistouri, au-dessous de la ligature; il ne s'écoula que quelques gouttes de sang.
Pour achever de détacher la tumeur, il fallut appliquer les mêmes moyens à la portion beaucoup
plus large insérée à la partie postérieure du vagin.
Mais cette partie pouvait avoir été entraînée en
bas par le poids du polype, et il était à craindre
qu'on ne plaçât la ligature sur la cloison recto-
vaginale. L'exploration du rectum n'ayant fait
reconnaître aucune déviation de sa paroi antérieure, on plaça une ligature dans un sillon fait
avec le bistouri. La tumeur devint noire. Une
sanie grisâtre s'écoulait en grande quantité par
le vagin, quand on déplaçait latéralement le polype, qui y retenait cette matière. On détacha la
tumeur en l'excisant au-dessous de la ligature. Il
ne s'écoula pas de sang. La tumeur enlevée était
arrondie, avait près de six pouces de diamètre
dans tous les sens. La surface de la dernière section qu'on y avait pratiquée était blanche; la tumeur, dans ce point et dans les parties voisines,
était dure et offrait un peu l'aspect des corps fibreux de l'utérus. Dans le reste de son étendue,

elle était composée d'un tissu mou, mais tenace, d'une rougeur foncée. La malade épuisée par les hémorragies antérieures mourut.

Le pédicule primitif de la tumeur s'insérait au fond de l'utérus. La portion restante était cylindrique, longue de deux pouces et grosse comme le petit doigt. Elle était dure et se continuait avec le tissu de l'utérus dont elle semblait avoir la texture. L'utérus était un peu dilaté, plus mou aux environs du col, dont la cavité se continuait sans interruption avec celle du vagin qui était très-ample. La partie supérieure et postérieure de celui-ci, donnait naissance au deuxième pédicule, qui était encore embrassé par la ligature. La portion du vagin que le péritoine tapisse en arrière, avait été entraînée par le polype. Le sillon circulaire, fait par le bistouri, avait été tracé sur la membrane muqueuse du vagin au niveau de ses adhérences avec le polype. Le péritoine descendait dans un enfoncement infundibuliforme dont le sommet s'engageait un peu sous la ligature; l'incision pratiquée un peu plus haut eût fait communiquer le vagin avec la cavité abdominale. (*Obs. de M. Bérard dans les arch. gén. de méd.*, *t.* 11, *p.* 88.)

41ᵉ OBSERVATION. — Madame Boivin cite, d'après l'ancien *Journal de Médecine*, un polype du poids de dix livres et demie, de dix-huit pouces de circonférence, à sa base, de treize pouces huit lignes de longueur ; sa substance

était composée de fibres charnues, contournées.
Il était inséré sur le museau de tanche. (*Madame
Boivin et Dugès, mal. de l'utérus, t.* 1er, *p.* 340,
note.)

42e OBSERVATION. — Madame Boivin rapporte
encore, d'après l'ancien *Journal de Médecine, t.*
29, qu'un polype de cinq livres deux onces, après
avoir spontanément franchi la vulve, fut enlevé
par la ligature suivie de l'excision. Il avait long-
tems été pris pour un prolapsus et soutenu par un
pessaire. (T. 1er, p. 348.)

Il n'est pas rare de rencontrer de gros polypes à
la vulve, aux environs du clitoris et des extrémités antérieures des petites lèvres. Le cas suivant,
malgré son obscurité, paraît en offrir un exemple.

43e OBSERVATION. — Une femme avait au bout
des parties honteuses, au-dessus du conduit de
l'urine et auprès de la clitoride, une certaine excroissance, laquelle crut si fort, qu'elle approchait en grosseur et en longueur du col d'une oie.

N'ayant voulu se découvrir pour me la faire
voir, je ne saurais dire si c'est la clitoride qui
est ainsi augmentée ou quelqu'autre carnosité.
M'ayant néanmoins permis de la manier, après
qu'elle eut bien couvert les parties voisines,
je pus reconnaître qu'elle ressemblait à de la
chair. Parce qu'elle ne voulut permettre l'ampu-
tation, le chirurgien y fit une ligature avec un
fil imbu d'arsenic. Mais cela étant cause d'une

grande douleur et d'inflammation, il fallut l'ôter
incontinent pour y remédier : après quoi elle
ne voulut rien davantage, ayant mieux aimé
être incommodée l'espace de cinquante ans, quoiqu'elle fût mariée. (*Obs. de Plater, dans Bonet
bibl.*, t. 3, p. 18.)

On a vu un polype du vagin et un polype du
rectum sortir en même tems de la vulve et de
l'anus, s'irriter, s'enflammer réciproquement au
point de contact, et se réunir en une sorte d'anneau. On en trouve un exemple dans la nosologie
naturelle de M. le professeur Alibert, qui recueille
avec soin les cas rares et curieux.

43e OBSERVATION. — Antoinette Maly présentait à l'orifice de la vulve une tumeur plus grosse
que les deux poings, presque indolente, sujette à
donner des hémorragies. Cette femme, à l'âge de
quarante ans, eut une couche laborieuse qui nécessita l'emploi du forceps, lequel, à ce qu'il paraît, avait éraillé ou déchiré la membrane muqueuse vaginale ; car il s'en éleva bientôt de petites fongosités qui prirent l'aspect le plus dégoû-
tant. Huit ans après cette apparition, il sortit
de la membrane muqueuse de l'orifice du rectum
une tumeur analogue, du volume d'une grosse
pomme, laquelle s'enflamma, s'ulcéra et finit par
s'agglutiner avec la tumeur vaginale, de manière
que ces deux tumeurs réunies formaient une sorte
de croissant. Une de ses extrémités se rétrécissait
pour s'accommoder à la capacité du vagin, tandis

que l'autre, se trouvant placée en dehors , avait à
peu près le volume de la tête d'un fœtus à terme.
Une dépression circulaire marquait la réunion
de ces deux tumeurs. A leur surface existaient
une grande quantité de vaisseaux sanguins , dilatés et variqueux , qui se rompaient et laissaient
échapper un sang fétide et noirâtre. Cette masse
était composée d'une substance homogène, et l'on
n'y voyait pas la plus légère trace de fibres. Enfin
elle était plus volumineuse par les tems humides.
(*Alibert , Nosol. nat.* , t. 1 , p. 534.)

Les polypes utérins se détachent et tombent
assez souvent spontanément. En voici des exemples.

45ᵉ OBSERVATION. — Une femme éprouvait des
pertes , tantôt en rouge , tantôt en blanc , avec
affaissement et marasme. Un chirurgien (Rémont)
reconnaît l'existence d'un corps en putréfaction
à l'entrée du vagin. Ce corps se détache dans la
nuit. On croyait que c'était l'utérus ; mais Levret,
qui l'examina , n'y trouva aucune cavité; c'était
une masse arrondie du volume du poing. Elle
était d'une couleur de feuilles mortes intérieure-
ment , exhalant une odeur infecte. Il y avait un
point comme frangé et considérablement endom-
magé par la pourriture. C'est sans doute là , dit
Levret, que le sphincter de la matrice avait
exercé son action. (*Levret* , p. 40.)

46ᵉ OBSERVATION. — Une femme de soixante

ans, dont les règles ont cessé depuis vingt-deux ans, éprouve, à de longs intervalles, quelques hémorragies qui deviennent plus fréquentes depuis six mois ; enfin , un fongus mollasse , de la grosseur d'un œuf de poule, est expulsé. (*Mauriceau, Trait. d'acc. , sixième édition.*)

47ᵉ OBSERVATION. — Une femme de soixante-quatorze ans a des pertes depuis quatre ans ; elles sont très-fréquentes depuis six mois : expulsion d'un fongus gros comme le précédent , coriace, de structure celluleuse. Mauriceau, à qui appartient ce fait , connaissait bien ces tumeurs pour des corps adhérens à la partie interne de la matrice. Il en a lié ; mais il n'indique pas son procédé. (*Mauriceau* , p. 43.)

Des polypes de la matrice peuvent être détruits par la gangrène ou détachés par la rupture du pédicule. Madame Boivin en a rapporté plusieurs exemples.

48ᵉ OBSERVATION. — Dans l'un il s'agit d'une domestique de quarante-neuf ans, qui entra à la Maison de Santé, dans le service de M. le professeur Duméril. Elle avait depuis huit jours une perte excessive, et présentait dans le vagin une tumeur énorme, d'aspect cancéreux. Cette tumeur se détruisit peu à peu par gangrène, et la malade, parfaitement guérie, se portait encore très-bien au bout de plusieurs années.

49ᵉ OBSERVATION. — Dans un autre , il est

question d'une couturière de vingt-deux ans, qui
mourut d'une affection de la poitrine, après avoir
présenté dans le vagin un polype du volume d'un
œuf de poule, logé dans une gaîne que lui formait le col utérin aminci et étendu. A l'auptosie,
on ne trouva dans les organes génitaux qu'une
petite élévation vers le fond de l'utérus. Le polype
avait disparu sans qu'on s'en fût aperçu.

50ᵉ OBSERVATION. — Le troisième cas offre
l'histoire d'une anglaise de cinquante ans, qui
présentait, hors de la vulve, une tumeur suppor-
tée par un pédicule grêle, inséré par une sorte
d'empâtement dans l'intérieur du col abaissé. Le
pédicule se détacha de lui-même. La tumeur était
composée d'une substance blanchâtre , molle ,
semblable à du suif, lobulée, bosselée et enveloppée par une membrane rosée que parcouraient
de petits vaisseaux d'apparence veineuse (*Mal.
de l'Utérus*, t. 1, p. 375).

Des polypes peu volumineux , par l'afflux du
sang qu'ils déterminent dans la matrice , peuvent
produire des effets très-graves.

51ᵉ OBSERVATION. — Une fille de cinquante-
cinq ans, ayant eu deux enfans, sujette depuis
quelque tems à des pertes utérines très-abondantes
qui l'avaient jetée dans un état de pâleur , de
bouffissure et de faiblesse, avait le pouls irrégulier et des palpitations qui firent croire à une ma-

ladie du cœur. A l'autopsie, on ne trouva qu'une lésion des intestins et une concrétion fibreuse du volume de la première phalange du pouce, adhérant par une très-petite surface à la cavité de l'utérus. (*Mal. de l'utérus* t. i , p. 566.)

Les polypes de la matrice, comme les autres altérations des organes génitaux internes, peuvent amener des engorgemens et des inflammations aux membres abdominaux, par la pression qu'ils exercent sur les parties avoisinantes. Madame Boivin a rapporté l'histoire d'une malade chez laquelle une tuméfaction et un érysipèle chronique du membre inférieur étaient produits par une tumeur venant de l'utérus, que l'on soupçonna être un polype, et dont on fit la ligature. Mais l'indocilité de la malade n'ayant pas permis de constater, après l'opération, l'état des parties, au moyen du spéculum, et de s'assurer ainsi de la nature de la tumeur qu'on avait liée, nous ne citerons pas ce fait qui n'est pas assez précis. Nous passerons de suite à un autre que nous empruntons encore à Madame Boivin.

52e OBSERVATION. — Madame M..., mariée à seize ans, et ayant eu trois couches heureuses, jouit d'une bonne santé jusqu'à l'âge de vingt-sept ans. Trois ans après, et après trois ans d'un état maladif presque continuel, d'écoulemens en blanc et en rouge par la vulve, elle entra à la maison de santé. Elle était d'une pâleur extrême, avait les cheveux noirs, les yeux bleus, la sclérotique légèrement bleuâtre. Les membres inférieurs excessivement infiltrés, ne pouvaient se fléchir. On trouva dans le vagin une tumeur lisse, du volume d'un œuf, dont le pédicule traversait le col de l'utérus très-dilaté. M. Dubois en fit la ligature. Le polype présentait à son centre un noyau fibreux, dur et très-difficile à entamer. La malade guérit fort bien. Mais, au bout de trois ans, un abaissement de la matrice nécessita l'emploi d'un pessaire. Et cinq ou six ans plus tard elle avait une ulcération cancéreuse au col de l'utérus. (*Madame Boivin, mal. de l'utérus*, t. 1, p. 371.)

L'existence de polypes, même assez volumineux dans la matrice, n'empêche pas toujours la fécondation et la gestation, quoiqu'elle paraisse, quand elle est antérieure à la grossesse, provoquer, au moins dans certains cas, l'avortement. Madame Boivin a rapporté plusieurs observations à ce sujet.

53e OBSERVATION. — Dans un cas, l'accouchement eut lieu à terme et produisit un enfant vivant.

54e OBSERVATION. — Dans un autre, où le polype avait été constaté avant la grossesse, il y eut une fausse couche à trois mois. C'était la septième chez cette femme. Un premier enfant seul était venu à terme.

55e OBSERVATION. — Dans un troisième, un

polype du volume du poing, sortit après l'enfant. L'accoucheur l'arracha par la torsion et le déchirement du pédicule, ce qui fut très-douloureux et suivi d'une inflammation de très-longue durée. Et sept ans après, il existait encore une leucorrhée presque continuelle, quoique la matrice ne présentât aucune altération. (*Mal. de l'utérus*, t. 1 ; p. 380.)

56ᵉ OBSERVATION. — M. de Guise a vu aussi un polype utérin compliquer la grossesse ; au moment de l'accouchement, il se présenta à la vulve, gros comme une poire de bon chrétien. M. de Guise ne pouvant l'enlever, le repoussa, finit l'accouchement, et mit au jour deux enfans ; le polype lié ensuite tomba au huitième jour. Un an après, cette femme accoucha heureusement d'un autre enfant. (*Nouv. journ. de méd. par Adelon, Béclard, Cloquet,* etc., t. 11, p. 199.)

Si la distension de l'utérus dans la grossesse n'est pas la seule cause de l'accouchement, les effets que produit un gros polype renfermé dans l'utérus, quand il est parvenu à un certain volume, prouvent que la distention y est pour quelque chose. En effet, on voit quelquefois dans ce cas, le polype développer des contractions et des douleurs utérines très-violentes, et par suite l'utérus en accoucher comme d'un enfant.

57ᵉ OBSERVATION. — Madame César, âgée de 42 ans, portait un polype utérin. En 1825, elle fut prise de douleurs hypogastriques, de tiraillemens dans les reins, les aines, les cuisses, d'une sensation de pesanteur incommode sur le rectum, de difficulté d'uriner, d'aller à la selle et même de sensations de mouvement dans le côté gauche du ventre. Plusieurs mois après, la douleur des reins, les coliques, les tranchées utérines se renouvelèrent. Pendant ces douleurs, la tumeur paraissait à la vulve, et enfin les efforts continus de l'utérus chassèrent le polype dans la vulve. Le lendemain, il en sortait presqu'en totalité. Alors M. Delaporte de Vimoutiers en lia le pédicule et le coupa au dessous de la ligature. Le polype, dit l'observateur, était fibreux et d'un tissu analogue à celui de la rate, pesait trois livres, et avait seize pouces de circonférence *(Obs. de Delaporte, journ. de la soc. de méd. de Paris*, t. 106, p. 147.*)*

Les faits suivans présentent d'autres exemples des efforts de la matrice pour se débarrasser d'un polype et de l'accouchement douloureux du polype, qui en est la suite.

58° OBSERVATION. — Une femme de 5o ans, après plusieurs couches, devient sans cause connue, sujette à des hémorragies utérines. Tout à coup, douleurs semblables à celles qui précèdent l'accouchement, efforts pour expulser ce que l'on croyait être un fœtus ; issue brusque d'une tumeur hors des parties génitales. Elle est reconnue pour un polype : ligature par Hunckzouski. Mais la malade, déja considérablement affaiblie,

s'épuise chaque jour davantage et meurt peu
après la chute du polype. On trouve du pus dans
l'abdomen et dans la substance de l'utérus.
(*Paletta, de uteri polypis, exercit. patholog.* p. 13.)

59° OBSERVATION. Une femme, âgée de 51 ans,
est prise de coliques très-vives', de tranchées utérines qui font saillir dans le vagin une tumeur sur
laquelle on opère en vain des tractions, dans la
croyance que c'est un enfant. Des hémorragies
effrayantes surviennent, et la femme demeure
comme morte pendant deux ou trois heures. Alors
on reconnaît que la tumeur est un polype. La ligature en est faite; il tombe au cinquième jour,
et, en trois semaines, la malade guérit. Le polype
pesait quatre livres moins un quart. (*Obs. de M.
Lemolt, lue à l'acad. par M. Moreau; arch. gén. de
méd.*, t. 17, p. 627.)

Parmi les affections qui peuvent être confondues par l'homme le plus instruit, par le praticien le plus exercé, avec des tumeurs polypeuses,
nous citerons le cas suivant :

60° OBSERVATION. — Une femme de quarante-
cinq ans, d'une mauvaise constitution, et qui
avait presque toujours été malade, entra à la maison de santé pour y être opérée d'une tumeur qui
se montrait à la vulve et qui avait été reconnue
pour un polype. M. Dubois le pensa aussi et en
fit la ligature. Le tissu de cette tumeur était fibreux, blanc, élastique. Quelques jours après la

chute de cette excroissance, à l'occasion d'efforts
de vomissement, il se montra à la vulve une
nouvelle tumeur, qui était enveloppée par la paroi postérieure du vagin, à travers laquelle elle
faisait hernie. Elle était si élastique, que l'on
craignit qu'elle ne fût produite par une anse d'intestin, ou une portion d'épiploon, et on y appliqua une ligature peu serrée d'abord, se réservant
de l'enlever si elle déterminait des accidens. Il
n'y en eut point, et la tumeur fut coupée par
la ligature. Enfin il en parut une troisième, semblable aux précédentes, et la malade mourut. —
A l'autopsie, on vit que ces productions étaient
des prolongemens d'une énorme tumeur fibro-
celluleuse développée dans le bassin. Il y avait
deux ouvertures à la paroi postérieure du vagin,
dans les points qui avaient été coupés par les ligatures et qui ne s'étaient pas réunis par inflammation adhésive. Il y avait sur cette même femme
beaucoup d'autres altérations, mais qui ne sont
pas de notre sujet, et que nous ne pouvons rapporter, quoique cette observation soit des plus
intéressantes. (*Madame Boivin et Dugès*, t. 1,
p. 382.)

Quand le pédicule d'un polype est très-gros,
qu'on aurait beaucoup de peine à l'étrangler et à
le couper par la ligature, on a quelquefois, avec
succès, traversé ce pédicule avec une double ligature, que l'on dédouble ensuite pour en lier chaque fil séparément à droite et à gauche. En voici
un exemple.

61ᵉ OBSERVATION. — Une femme de Saint-Césaire, aux environs de Nîmes, portait une masse charnue du volume d'une tête d'enfant ; cette tumeur prenait son origine à la partie supérieure et latérale du vagin. M. Montagnon père en pratiqua la ligature au moyen d'une aiguille, d'un fil qu'il sépara ensuite en deux portions pour lier isolément la partie[droite et la partie gauche de la tumeur. Vingt-quatre heures après, la tumeur commença à noircir et elle tomba au 5ᵉ jour. La malade guérit parfaitement. (*Montagnon fils*, *Annal. de la société méd. prat. de Montp.*, t. 34, p. 304.

La chirurgie peut débarrasser l'utérus de polypes énormes, mais, il faut le dire, ses opérations sont dangereuses dans de pareils cas, et surtout quand on emploie la ligature sans la relâcher au moment où surviennent les accidens qu'elle cause.

62ᵉ OBSERVATION. — Madame Sauriac portait un polype utérin d'un volume énorme, et avait le ventre gros comme l'a une femme enceinte de sept mois. L'utérus dépassait l'ombilic de trois travers de doigt. La ligature en fut faite au moyen du serre-nœud de Desault, en présence de MM. Roul lier, Ortignier et Audinet. Après l'opération, spasme, nausées, malaise général. Deuxième jour, nuit très-agitée, sommeil interrompu, pouls irrégulier, petit, à cent quinze battemens. Difficulté et chaleur en urinant, écoulement très-abondant.

Troisième jour, fièvre, nuit agitée, délire, écoulement si abondant et si fétide qu'il incommode la malade. M. Deguise, sûr de la solidité de sa ligature, tira dessus avec force et déchira le pédicule ; mais l'extraction du polype fut si difficile qu'il fallut recourir au crochet du forceps. Alors face hypocratique, pouls petit, extrémités froides, sueur gluante sur la face et la poitrine. Hocquet et vomissemens , défaillances fréquentes. (Vin, bouillon, potion cordiale). Les accidens se calment et enfin la malade se rétablit.

Le polype pesait trois livres et demie, avait dix-sept pouces de circonférence à sa base, sept pouces au pédicule. (*Nouv. journ. de Méd.* , par *Adelon*, *Béclard*, *Cloquet*, etc., t. 11, p. 199.

La ligature de polypes fibreux , à gros pédicule, est souvent accompagnée d'accidens terribles, qui obligent à la lever. Il faut alors recourir à la résection , comme Herbiniaux fut forcé de le faire dans le cas suivant.

65ᵉ OBSERVATION. — Une femme de trente-deux ans , ayant eu plusieurs enfans, resta, après sa dernière couche, exposée à des hémorragies. Au bout d'un an, écoulement de matières brunâtres, fétides. Traitée par le mercure, son état s'aggrava, et elle était à toute extrémité quand Herbiniaux la vit. Il reconnut, dans le vagin, un polype de la grosseur du poing, dont le pédicule assez volumineux sortait de l'orifice de la matrice. La ligature fut pratiquée. Mais bientôt douleurs insupportables dans le ventre et dans les lombes, convulsions, qui obligent de desserrer la ligature. Replacée un peu plus bas : accidens plus formidables encore, sueurs froides, etc., qui obligent de la déserrer encore, quoique le polype eût beaucoup diminué. Deux autres tentatives amenèrent le même résultat. La dureté de la tumeur s'opposait à ce qu'on pût la perforer pour la cautériser avec le beurre d'antimoine. Il fallut avec des peines et des douleurs inouies pour la malade, tirer le polype de manière que, renversant la matrice, le pédicule fût au niveau de la vulve. Alors Herbiniaux mit une ligature et coupa la tumeur au-dessous. Le retour des mêmes accidens obligea encore d'ôter le lien, au risque de l'hémorragie. Celle-ci n'eut pas lieu, et la malade guérit promptement. Le polype, de la grosseur d'un œuf, était formé de fibres tendineuses, blanches, entrelacées d'une manière inextricable. Il n'y avait aucun vaisseau visible. (*Herbiniaux, polypes de la matrice,* p. 107).

Madame Boivin a rapporté trois observations de ligatures, où l'on ne vit aucun des accidens d'étranglement qui l'accompagnent et la suivent dans certains cas, mais le pédicule était peu volumineux.

64ᵉ OBSERVATION. — La première est celle d'une cuisinière âgée de quarante ans, qui présentait un énorme polype, accompagné d'infiltration des membres abdominaux et d'autres acci-

dens. M. Dubois en pratiqua la ligature, quoiqu'on n'eût pu s'assurer complètement de la nature de la tumeur, et si elle était pédiculée. On
avait auparavant fait une ponction qui n'avait
donné issue qu'à du sang, mais qui avait par là
même dégorgé un peu la tumeur et facilité les
explorations et les manœuvres *ultérieures*. Aucun
accident grave ne suivit la ligature, et la malade
fut promptement rétablie.

65e OBSERVATION. — Une autre femme, à peu
près du même âge et de la même constitution,
présentait aussi un polype très-volumineux, dont
on fit la ligature, elle mourut au bout de quinze
jours dans une adynamie produite par le détritus
putride de la tumeur, qui n'avait pas encore été
expulsée.

66e OBSERVATION. — Une troisième femme,
qui mourut par suite d'imprudence après l'opération, avait éprouvé, pendant quinze ans, une
perte de sang presque continuelle ou momentanément remplacée par une leucorrhée non moins
débilitante. Le pédicule du polype avait environ
cinq lignes d'épaisseur, et il était coupé depuis plusieurs jours, quand sont survenus les accidens
qui entraînèrent la mort de la malade. (*Mal. de
l'utérus*, t. 1, p. 376.

La ligature n'est pas toujours accompagnée
d'accidens graves, même lorsqu'elle porte sur un
pédicule assez volumineux, comme dans les observations suivantes de Levret et de Leblanc.

67ᵉ OBSERVATION. — Une jeune femme avait, dans le vagin, un polype lisse, poli, rouge, vermeil, d'une consistance médiocre, nullement douloureux, dont l'origine était attribuée à une chute sur un ceps de vigne. C'est à l'occasion de cette malade que Levret ne trouvant, dans les auteurs, aucune méthode précise pour la ligature, fut conduit à modifier les pinces à polype, afin de s'en servir pour porter une ligature sur le pédicule de la végétation, qui lui parut avoir deux pouces de diamètre. Deux ligatures furent appliquées ; la tumeur tomba le huitième jour. Elle ressemblait à une grosse figue flétrie, et était recouverte d'une membrane mince. Sa texture était molle, homogène, pulpeuse, parcourue par quelques vaisseaux capillaires très-fins. Ce polype était de la troisième espèce de Levret, c'est-à-dire, attaché sur le col de l'utérus. (Levret, *Obs. sur la cure des polypes*, p. 57.)

Jaloux de justifier l'utilité de sa méthode, Levret rapporte, avec détail, l'histoire d'une ligature de polype faite avec succès par Leblanc, sur un pédicule gros comme les deux pouces. (*Ibid.* p. 78.)

On peut couper de gros polypes sans danger d'hémorragie, lorsqu'on a préalablement lié le pédicule. Nous verrons que cette précaution, quoique sage, lorsqu'on veut couper tout de suite le pédicule d'un polype, n'est cependant pas nécessaire, comme le prouve la pratique du professeur Dupuytren.

68e OBSERVATION. — Béclard a enlevé un polype énorme de l'utérus d'une femme au moyen de l'excision. Ce polype avait sept pouces dans son diamètre vertical, cinq dans le transversal, et quatorze de circonférence. Il était en partie sorti de la vulve. La femme était dans l'état le plus fàcheux et vouée à une mort prochaine; mais on pouvait encore retarder cette issue funeste en enlevant son polype, dont une partie était gangrenée. Ayant reconnu, à l'aide du toucher, que le pédicule du polype était entouré par un rebord épais formé par le corps du polype lui-même, qui se repliait autour du col utérin et du pédicule du polype, exactement comme le chapeau d'un vaste champignon, Béclard plaça une ligature sur le pédicule, le plus haut qu'il lui fut possible, et l'excisa au-dessous. Il s'écoula à peine quelques gouttes de sang, et la portion restante du pédicule remonta aussitôt dans la cavité de l'utérus. Comme le rebord épais de la tumeur embrassait le col de l'utérus, et empêchait de diriger le bistouri convenablement, Béclard avait préliminairement incisé le corps du polype après avoir appliqué la ligature sur le pédicule. (*Arch. gén. de méd,* . t. 7 , p. 309.)

La ligature appliquée d'une manière permanente, sur les polypes utérins, pour en amener la chute, ayant fréquemment causé des accidens inflammatoires qui ont amené la mort des malades, soit avant, soit après la chute du polype, M. Hervez pratique la résection, après avoir préalablement appliqué une ligature pour flétrir la tumeur ; et il serre et relâche alternativement le fil, suivant les accidens. Il justifie cette méthode par les observations qui composent un mémoire remarquable qu'il a publié, en partie sur ce sujet, dans le *Journal Général de Médecine*, t. 101, p. 1.

Je commencerai par un fait propre à démontrer les effets funestes de la ligature dans certains cas, quoique j'en aie déjà cité plusieurs.

69° OBSERVATION. — Une femme de soixante ans était, depuis sept ans, sujette à des pertes répétées, dont la source fut reconnue être un polype encore renfermé dans la cavité de l'utérus ; un chirurgien essaya vainement d'aller le lier en dilatant le col utérin à l'aide de deux incisions : l'affaiblissement faisait des progrès, la malade était épuisée par un écoulement ichoreux et une diarrhée abondante. Appelé un mois après ces tentatives, M. Hervez trouva le polype déjà engagé dans le col de l'utérus ; il ne voulait pas en pratiquer la ligature ; mais sollicité, pressé par le fils de la malade, il céda et lia le polype en portant la ligature le plus haut possible, et il la serra peu d'abord ; néanmoins les douleurs du ventre, les vomissemens l'obligèrent bientôt à la relâcher, et à chaque fois qu'il la resserrait, les accidens reparaissant, il la relâchait encore. Pour en finir, il attira la tumeur au dehors et en fit l'excision; mais les symptômes généraux résultant d'une altération organique des viscères, emportèrent enfin la malade. Le polype était composé de deux parties, l'une inférieure fibreuse, l'autre supérieure charnue, formée par le tissu de la *matrice*. L'observateur en a donné une description très-intéressante. (*Loco. cit.*, p. 16.)

Le fait suivant donne encore une idée de la doctrine et de la pratique de M. Hervez.

70e OBSERVATION. — Une femme de quarante-huit ans, non mariée, mais qui était loin d'avoir gardé la continence du célibat, avait toujours été très-mal réglée. A quarante-trois ans, les règles revinrent tous les quinze jours. Au bout de deux ou trois ans on s'aperçut qu'une tumeur remplissait la matrice, et se présentait à son col largement dilaté; bientôt survint un écoulement sanieux, fétide, suivi d'un affaiblissement qui augmentait de jour en jour. La tumeur, descendue dans le vagin, laissait à peine passer le doigt, et distendait énormément le col de l'utérus. Il était impossible de lier une masse aussi volumineuse; aussi M. Hervez voulut-il l'attirer au dehors avec le forceps, mais ses manœuvres n'amenèrent qu'une diminution de volume. Au bout de cinq semaines la partie du polype comprise dans l'orifice du col n'avait que deux pouces de diamètre. Alors M. Hervez lia le pédicule; enfin, la ligature tomba le vingt-cinquième jour, et la tumeur, restée flottante dans le vagin, fut extraite avec le forceps : en fort peu de tems la guérison fut parfaite. Cette tumeur était arrondie, ce qui fait croire à M. Hervez que le pédicule est produit par la pression du col de la matrice.

Autour de la masse fibreuse existait une couche rouge brun, plus mince vers l'extrémité inférieure, et qui n'était qu'un prolongement du tissu de la matrice. De ce fait, l'auteur tire les conséquences suivantes : 1° la ligature appliquée sur ces polypes porte sur le tissu de l'utérus, d'où la douleur et l'inflammation par continuité ; 2° à mesure que la tumeur grossit, l'enveloppe s'amincit, et finit par se couper au niveau du col, de là la réussite plus fréquente de la ligature quand la tumeur est très-grosse ; 3° la pression du col utérin fait oblitérer les vaisseaux contenus dans le pédicule. Si l'on sent des battemens, les vaisseaux sont placés dans l'enveloppe charnue, et c'est pourquoi il faut lier le pédicule avant de le couper. Cette excision, pratiquée quand le polype a franchi le col utérin, guérit les malades en un instant et sans accident. (*Hervez*, *loc. cit.*, p. 4.)

La traction d'un gros polype au moyen du forceps, soit pour l'abaisser, le lier et l'exciser, soit pour l'extraire quand le pédicule en est rompu, peut être suivie du déchirement du périnée comme dans l'accouchement.

70° OBSERVATION. — Une femme de trente ans

éprouvait, depuis près de deux ans, des pertes abondantes, tantôt en rouge, tantôt en blanc. Une tumeur énorme remplissait le vagin, et ne permettait pas d'arriver jusqu'au col utérin. M. Hervez, qui vit cette malade avec M. Roux, essaya vainement d'abaisser la tumeur avec le forceps. Cette manœuvre ne fut pas même facilitée par une rupture du périnée qui survint pendant les efforts d'extraction. Une ligature fut alors appliquée et serrée graduellement pour flétrir la tumeur et en diminuer le volume; on la relâchait dès qu'il survenait quelque accident. Au bout de plusieurs semaines, on renouvela, avec succès, les tentatives d'extraction, et la tumeur fut coupée là où la ligature avait été appliquée; il ne s'écoula pas une goutte de sang. (*Loco. cit.*, p. 11.)

72e OBSERVATION. — Une femme de quarante-huit ans éprouvait, depuis plusieurs années, des flueurs blanches et des pertes en rouge qui l'avaient beaucoup affaiblie, quand survint une rétention d'urine. M. Hervez, appelé, reconnut l'existence d'un polype volumineux, dont l'ablation ne présenta de particulier qu'une rupture au périnée, quand on le tira du vagin à l'aide du forceps, pour en faire la section. (*Loco cit.*, p. 22.)

Une femme, épuisée de souffrances par un polype utérin, guérit souvent merveilleusement après qu'elle en est débarrassée.

73e OBSERVATION. — Une femme portait un

polype utérin de la grosseur d'une tête de fœtus de quatre mois, la malade était faible, épuisée de souffrances, lorsque M. Cagère, médecin à Lyon, en pratiqua la ligature selon la méthode de Dessault. La ligature détermina la chute du polype et la malade s'est aussitôt et parfaitement rétablie. *(Obs. de M. Cagère, annal. de la Sociét. med. prat. de Montp., t. 25, p.285.)*

DEUXIÈME PARTIE.

HISTOIRE GÉNÉRALE DES POLYPES.

CONSIDÉRATIONS GÉNÉRALES SUR LES POLYPES.

DE LEUR DISPOSITION MATÉRIELLE OU ANATOMIQUE.

Nous entendons par là la situation, le nombre, la direction, l'étendue, la forme, les propriétés sensibles et la structure des choses matérielles.

La situation des polypes est extrêmement variée. On les observe presque tous seulement dans les cavités tapissées par des membranes muqueuses et dans la matrice, où se fait aussi une secrétion de mucosités, parfois très-abondantes. Mais, par cela même que ces cavités sont fort nombreuses, ils occupent ainsi des régions et des organes très-différens. Ils se développent même dans le conduit auditif externe qui n'est pas revêtu par une membrane précisément semblable aux tuniques muqueuses, ainsi que dans le cœur et les vaisseaux, où ils diffèrent des autres polypes.

Les polypes sont très-communs dans les fosses nasales. On ne les rencontre même nulle part plus fréquemment.

On ne les trouve encore que trop souvent dans les sinus maxillaires. On les rencontre dans ceux du front ; enfin ils peuvent se développer dans ceux du sphénoïde.

On en a vu dans le sac lacrimal et au grand angle des paupières. Ceux du conduit auditif externe ne sont pas rares.

Ils se montrent aussi dans le pharynx, dans l'œsophage, dans l'estomac, les intestins et dans le rectum. Il en vient dans le larynx, la trachée-artère. On en trouve dans la vessie ainsi que dans l'urètre. Ils sont communs dans l'utérus et le vagin. On en voit quelquefois à la vulve ; enfin, ils ne sont pas très-rares dans le cœur.

Sous le rapport de leur siége, je distinguerai les polypes en deux ordres : 1° les polypes-extero-intérieurs qui peuvent se montrer à l'extérieur et être enlevés par le chirurgien, quoique siégeant à l'intérieur ; 2° les polypes intérieurs qui sont inaccessibles aux moyens chirurgicaux. Je ne ferai guères que d'indiquer les seconds dans cette dissertation.

Le nombre des polypes est assez circonscrit, quoique la même personne puisse en porter plusieurs, soit dans la même, soit dans différentes cavités. Levret en a vu jusqu'à sept dans les cavités nasales et leurs dépendances ; on en voit dans les deux oreilles à la fois (*Itard, mal. de l'oreille, obs.* 75, t. 2, p. 123.), et on en a observé à la fois dans l'utérus et les fosses nasales.

Leur étendue, ou leur volume est très-variable

et relatif à leur ancienneté et à la liberté qu'ils ont de s'accroître. Ils sont d'autant moins gros qu'ils sont moins anciens et que les parois de la cavité où ils ont pris naissance et où ils se trouvent, sont moins extensibles; aussi les polypes du sac lacrymal, du conduit de l'oreille, ne parviennent point à un aussi grand volume que ceux du sinus maxillaire, des fosses nasales, de l'utérus et du vagin.

Quand ils sont très-étendus pour la cavité qu'ils occupent, on les trouve enflammés, ulcérés, ramollis, indurés, cartilagineux, pierreux ou osseux dans certains points, et les parois de cette cavité violemment distendues peuvent présenter des altérations analogues.

La forme des polypes est subordonnée à leur âge, à celle de la cavité qui leur sert de berceau, à la forme des cavités, des fosses, des sinus, des fentes et des anfractuosités où ils s'étendent. Si d'abord ils sont globuleux ou piriformes, parvenus à un certain accroissement, ils commencent par se mouler dans la cavité qui les récèle, comme le métal de la médaille dans sa matrice, par la pression même qu'il exerce sur les parois de la cavité qu'il remplit. Dans mes dissections, j'ai rencontré sur un cadavre un polype vésiculeux, attaché au devant du méat supérieur des fosses nasales; il pouvait avoir un pouce ou un pouce et demi de largeur en bas; il était un peu moins large en haut: il était aplati d'un côté à l'autre, il se renflait ou s'épaississait dans le méat supé-

rieur, s'épaississait davantage encore au-dessous
du cornet nasal moyen, et déjà se recourbait en
dehors de cette lame osseuse, pour remonter dans
sa concavité. Qui ne sait que les polypes volumineux du nez se divisent en deux renflemens et se
portent en avant, vers les narines ou hors des narines, et en arrière, dans le pharynx, comme on
en voit un exemple dans la 7ᵉ observation de
Ledran? Qui ne sait que des polypes volumineux
du sinus maxillaire envoient des prolongemens
dans la fosse ptérigo-maxillaire, par la fente de son
sommet? que ces polypes, parvenus en ce point,
se prolongent même dans l'orbite par la fente
sphéno-maxillaire, et même dans le crâne par la
fente orbitaire supérieure, comme j'en rapporte,
dans cette dissertation, de nombreux exemples
auxquels je puis ajouter celui dont a parlé Sabatier.
(*Méd. Oper. Éd. Dupuytren, Sanson*, etc. t. 3,
p. 264.

Néanmoins les polypes ont cela de commun
dans leur forme, qu'ils représentent généralement
des tumeurs ou des prolongemens renflés, fixés
primitivement par un seul point, plus ou moins
étroit, et qu'on appelle leur pédicule, sur le lieu
d'où ils naissent; ils sont ordinairement libres
par le reste de leur étendue, et c'est surtout d'après
ces caractères généraux de forme, c'est comme
excroissances pédiculées plus ou moins renflées ou
élargies, qu'on les désigne sous l'expression commune de polypes. Les polypes peuvent avoir plusieurs pédicules, mais ils ne les ont jamais eu

primitivement, la chose est évidemment impossible ; car ces adhérences multiples ne peuvent
provenir que de deux circonstances, ou de ce
qu'un polype a contracté, ultérieurement à son développement primitif, plusieurs adhérences avec
les points environnans de la cavité qui le récèle ;
ou de ce qu'il a contracté de pareilles adhérences
avec d'autres polypes ses voisins. Cette confusion
se fût-elle établie dans les premiers tems de leur
âge, quand ils n'avaint encore que la grosseur
d'une lentille, que leur développement n'en aurait pas moins été primitivement distinct. Quoiqu'il en soit, c'est seulement lorsqu'ils ont acquis
accidentellement plusieurs pédicules par leurs
adhérences, que les polypes pourraient être comparés, par leurs prolongemens, aux bras d'un
poulpe, si toutefois cette comparaison méritait
d'être conservée. La surface des polypes est tantôt
lisse, polie, luisante; tantôt fongueuse, tantôt
vésiculeuse, mamelonnée, fendue et parsemée de
fissures, d'échancrures ou de grandes divisions
qui les partagent en lobes.

Les polypes n'ont pas les mêmes *propriétés
sensibles*.

Les uns sont *mous*, d'autres sont *plus fermes*,
d'autres sont durs par leur consistance.

Il en est dont la couleur est généralement d'un
jaune pâle, tels sont ceux que nous désignerons
sous la dénomination de muqueux ou de vésiculeux. Il en est de grisâtres, de rouges ou de livides.
Il en est enfin de legers et de pesans.

Leur structure n'est pas moins variée que leur forme; aussi n'est-ce point d'après leur analogie d'organisation qu'on les réunit sous la commune. dénomination de polypes.

La famille de maladies qu'ils forment n'en est pas moins assez naturelle, par leurs analogies de siége, d'étendue , de forme , souvent de structure, et en outre par les analogies de leurs phénomènes, de leur marche, et enfin par le traitement qu'ils réclament.

On ne doit pas être étonné d'ailleurs des nombreuses différences de structure qu'ils présentent, et de leurs nuances infinies. Comme productions morbides et comme parties vivantes, ne doivent-ils pas revêtir tous les modes de structure observables dans ces productions et toutes les dégénérations observées et constatées dans ces parties ? C'est de ce point de vue élevé qu'il faut, je crois, les envisager pour en prendre une idée générale et répondre à la question qui nous est proposée ; mais comme il nous serait impossible d'en décrire, en aussi peu de tems qu'il nous en est accordé, toutes les nuances de structure, nous devons nous borner à en indiquer les principales, afin qu'elles servent de types et de genres pour les espèces qui s'y rapportent.

Voici ceux que nous admettons : parmi les polypes, les uns sont : 1° mous , cellulo-membraneux et muqueux, ou lardacés, ou fongueux, ou granuleux ; 2° les autres sont durs, et charnus, ou fibreux ; 3° d'autres sont cartilagineux, osseux, pierreux ; 4° d'autres mixtes ou composés.

Les polypes cellulo – membraneux sont formés d'une membrane et de tissu cellulaire imprégné d'un fluide : tels sont ceux que l'on nomme muqueux. Les polypes lardacés et fongueux sont formés des mêmes élémens, mais le tissu cellulaire en est altéré et plus compact dans les premiers, plus vasculaire dans les seconds. Les polypes durs sont formés d'une membrane et d'un tissu fibreux jaune, blanc, gris ou rouge.

Nous parlerons plus bas de ces différens types, en décrivant chacun en particulier les différens modes des polypes que nous ne faisons qu'indiquer dans ces considérations générales. (*Voyez* pag. 86 et suivantes.)

SYMPTÔMES OU PHÉNOMÈNES DES POLYPES.

Il y en a de plusieurs genres, comme pour toutes les maladies.

Phénomènes locaux des polypes.—Ces excroissances forment des tumeurs ou des prolongemens plus ou moins considérables, sensibles ou non au toucher, qui remplissent en partie ou en entier la cavité où ils sont nés. Parvenus à un certain volume, ils en distendent péniblement, douloureusement les parois, y déterminent une sécrétion plus abondante ; ils enflamment les parties qu'ils pressent, y déterminent une inflammation suppurante et ulcérante, s'enflamment, suppurent et s'ulcèrent eux-mêmes, et peuvent encore se gangréner, pressés ou étranglés par les parties qu'ils distendent. Très-fréquemment ils causent des hémorragies, soit que le sang vienne exclusivement d'eux, soit qu'il vienne de la cavité qui les renferme, soit enfin qu'il coule de ces deux sources. Mais parmi ces polypes, il en est quelques-uns qui saignent facilement, souvent et quelquefois avec une abondance extrême. S'ils occupent des cavités osseuses, ils amincissent leurs parois, les perforent même, par résorption, car il ne reste jamais la moindre trace de détritus osseux autour de la perforation ; enfin ils ramollisent, ils disjoignent les os, et quelquefosis les fracturent.

Phénomènes fonctionnels.—Les polypes gênent ou empêchent constamment, suivant leur volume, les fonctions des parties et des organes où ils siégent, et où ils se sont étendus ; ils gênent d'abord et empêchent enfin, au nez, l'olfaction ou l'odorat ; au pharynx, la déglutition ; au rectum, la défécation ; au larynx, la production de la voix et la respiration ; dans la vessie, l'excrétion des urines ; dans l'utérus et le vagin, la reproduction de l'espèce.

Phénomènes généraux ou sympathiques des polypes.— Parvenus à un volume suffisant pour irriter douloureusement, par la distension, les parties au sein desquelles ils semblent végéter, ils déterminent uue fièvre plus ou moins vive, des accidens graves, un affaiblissement progressif et la mort.

MARCHE DES POLYPES.

Le moment de leur naissance est enveloppé de ténèbres, parce qu'ils n'appellent l'attention du malade que lorsqu'ils sont assez volumineux pour causer une gêne appréciable ou même importune. Ce n'est donc que plus tard qu'ils déterminent les phénomènes morbides dont nous avons parlé. Mais ces symptômes se montrent d'autant plus tôt que la cavité où ils naissent est plus étroite, et que leur développement est plus rapide. Ces symptômes s'accroissent d'ailleurs eux-mêmes comme les polypes qui les produisent. Ils sont proportionnels à leur développement. D'abord ils ne causent qu'une gêne à peine sensible qui échappe même à l'attention distraite du malade; plus tard ce sont des écoulemens muqueux puriformes, des hémorragies plus ou moins considérables, une gêne incessamment croissante qui détermine la fièvre; plus tard encore, ce sont des douleurs accablantes, des écoulemens et des hémorragies qui affaiblissent, une fièvre non interrompue qui mine le malade, des troubles dans toutes les fonctions; ce sont enfin, quand les polypes viennent à dégénérer en cancer, et même sans cette dégénération, des tourmens insupportables qui ne laissent plus un moment de sommeil ni de repos, qui empoisonnent la vie de souffrances, de désespoir, et qui donnent à la mort qui s'avance l'image du bonheur. C'est en effet un bonheur pour le malade dont elle finit alors les affreux tourmens. Et, après la mort, le chirurgien trouve les polypes et les parties où ils siégent dans l'état que nous avons décrit ci-dessus, en parlant de leur disposition anatomique et de leurs phénomènes.

La marche des polypes se divise toujours ainsi en deux périodes communes et générales : 1° *celle de l'innocence,* où ils sont assez petits pour n'occasioner aucun ou presque aucun accident grave ; 2° *celle de la méchanceté,* où leur volume les rend *malins,* comme l'ont dit les auteurs qui ont attribué leur malignité à leur nature.

Empressons-nous de dire cependant que la marche des polypes n'est pas toujours aussi funeste. La nature parvient quelquefois à s'en débarrasser spontanément, soit par suite d'une inflammation gangréneuse, soit par suite de l'allongement et de l'amincissement de leur pédicule. Mais cette dernière terminaison ne s'observe que dans les polypes dont le pédicule peut s'allonger sous leur poids ou sous l'influence de tractions mécaniques, comme au pharynx, au larynx, à l'œsophage, dans l'intestin, le vagin, à la vulve.

CAUSES ET THÉORIE DES POLYPES.

Rien de plus incertain que ces causes. C'est un terrain brûlant pour une thèse de concours, aussi je le franchirai en courant.

On voit assez souvent la naissance d'un polype précédée, 1° d'engorgemens inflammatoires chroniques, aigus, syphilitiques, ou 2° d'une violence physique ou mécanique capable de produire elle-même des engorgemens inflammatoires. Les observations rassemblées dans la première partie en offrent des exemples. Dans ce cas y a-t-il une simple coïncidence *accidentelle*, ou une coïncidence de *causalité*? Ne peut-il pas se faire que, dans le premier cas, l'inflammation soit elle-même le résultat de la lésion vitale qui produit le polype, ou même encore qu'elle soit l'effet du polype? Je l'ignore; et comme les lumières me manquent pour résoudre ces difficultés, comme j'ai une invincible antipathie pour les hypothèses, j'abandonnerai la solution de ces questions épineuses à ceux qui sont plus éclairés que je ne le suis.

Le lecteur ne sera donc pas étonné si je ne lui dis rien, ou à peu près rien de la génération et du développement des polypes, et si je n'en parle point d'une manière affirmative. Comment ne pas hésiter, ne pas tâtonner quand on marche dans les ténèbres ?

Les polypes cellulo-membraneux sont produits par un vice de nutrition et d'accroissement, ou de formation, dans le point de la membrane muqueuse et du tissu cellulaire sous-muqueux qui sont affectés. Sous l'influence de cette lésion, la membrane et le tissu s'altèrent et se développent avec excès. Ils s'altèrent, car ils deviennent beaucoup plus friables qu'ils ne le sont dans l'état sain et subissent d'ailleurs d'autres changemens, suivant que le polype est muqueux, lardacé ou fongueux.

Les polypes durs sont produits en général par le même vice dans le tissu fibreux sous-muqueux, c'est-à-dire, dans un tissu plus ferme et plus solide que les précédens; ce qui explique la différence de structure des uns et des autres.

Tous les polypes parvenus quasi au point de remplir la cavité qui les recèle, se moulent d'abord sur cette cavité, parce que les parties vivantes se développent toujours davantage du côté où leur accroissement est plus facile et plus libre. Quand enfin ils la remplissent entièrement, ils la dilatent par deux mécanismes différens.

Si les parois de la cavité sont osseuses, comme celles des fosses nasales, du sinus maxillaire, et présentent beaucoup de résistance, le polype les dilate d'abord considérablement sans en écarter les os ni les briser. Or, comme les os n'ont que fort peu d'extensibilité, il est évident qu'il les dilate en obligeant la nutrition de se développer en dehors, dans des limites plus étendues, et du côté où son développement et son action sont plus faciles, d'après la loi physiologique que j'ai indiquée un peu plus haut, et dont on trouve mille exemples dans l'économie.

Quand les parois osseuses d'une cavité sont très-dilatées, il arrive souvent que les os se disjoignent et même se brisent, comme on le voit dans une observation fort curieuse de Levret, citée plus bas (p. 108.) Cet effet est mécanique.

DIAGNOSTIC DES POLYPES.

La plupart des polypes ne peuvent point être reconnus dans les premiers tems de leur naissance, parce qu'ils échappent à nos sens, et que rien n'éveille l'attention de celui qui les porte.

Il n'en est pas de même, lorsqu'ils le gênent assez pour le faire réclamer les conseils du médecin. Alors tous ceux qui sont accessibles aux sens, comme ceux du nez, du pharynx, du rectum, de la vulve, du vagin, du col de l'utérus peuvent être reconnus par le secours des yeux, du doigt ou de la sonde. Mais il ne suffit pas de les voir de loin, et de les toucher du bout du doigt pour savoir tout ce qu'il est important d'en connaître. Il faut les examiner à une vive lumière, et quelques-uns avec un *spéculum*. Il faut au moyen du doigt, de la sonde, ou même d'un stylet, délié pour les polypes du nez et de l'oreille, tâcher d'en connaître exactement la situation, l'étendue, la forme, le pédicule, les adhérences, la consistance et la nature, car toutes ces connaissances sont de la plus haute importance pour le pronostic et le traitement.

Le diagnostic des polypes est plus facile encore lorsqu'ils sont arrivés à un développement extraordinaire ou excessif. Nous verrons plus bas qu'il est néanmoins des cas douteux et em-

barrassans , parce qu'il y a des affections qui res-
semblent beaucoup aux polypes.

PRONOSTIC DES POLYPES.

Il est subordonné à l'état des polypes , à leur
siége , à leur nombre, à leur étendue , à leur
forme, à leurs phénomènes , à leur marche, j'a-
jouterai même à la clarté de leur diagnostic.

En général les polypes extéro-intérieurs sont
moins graves que les polypes intérieurs ou internes , parce que ceux-ci son inaccessibles aux
moyens de la chirurgie. Les polypes nombreux ,
étendus , à pédicule multiple, à phénomènes
graves , à marche rapide, sont toujours plus
dangereux que les autres , et ils le sont d'autant
plus que le sujet est plus faible et plus incapable
de résister à la maladie , aux douleurs , aux hémorragies de l'opération , ainsi qu'à l'inflammation, à la suppuration et à la fièvre qui pour-
ront suivre.

Si, d'ailleurs , le diagnostic est obscur sur
certaines dispositions des polypes , très-impor-
tantes à connaître pour le traitement , le pronostic
devient plus grave et plus embarrassant encore.

TRAITEMENT DES POLYPES.

Les indications thérapeutiques ne laissent ici
aucune incertitude. Tout polype doit être détruit
si l'on peut y parvenir. Or, on peut ordinaire-

ment y parvenir par des médicamens et par des opérations chirurgicales.

Les médicamens ne sont pas totalement impuissans contre les polypes, ainsi qu'on pourrait le croire. On conçoit d'abord aisément que des polypes peu considérables, engendrés sous l'empire d'une maladie vénérienne constitutionnelle, ou scrofuleuse, peuvent guérir sous l'influence d'un traitement approprié, et qu'il serait rationel d'y avoir recours. Il y a des faits qui permettent de croire que l'on peut en guérir quelquesuns, soit dans les fosses nasales, soit dans les organes de la génération.

Quels que soient au reste ces succès, je ne pense pas que l'on puisse rien espérer de l'emploi des médicamens contre de gros polypes.

Je rapporte aux médicamens les succès obtenus par les astringens et les styptiques, c'est-à-dire par la méthode qu'on appelle assez improprement *l'exsiccation*. Je parlerai de cette méthode à l'occasion des opérations que réclament les polypes du nez, parce que c'est particulièrement contre ces polypes qu'on la met en usage, et que c'est par des manœuvres chirurgicales qu'on applique ces médicamens aux polypes.

Les opérations chirurgicales employées contre les polypes sont nombreuses; ce sont : ° La *cautérisation* qui consiste à détruire le polype par les caustiques ou par le cautère actuel; 2° *L'excision* qui l'emporte en le coupant d'un seul coup à la racine, ou en le coupant d'abord par partie pour achever d'en couper enfin le pédi-cule ; 3° *L'arrachement* qui l'enlève en rompant son pédicule par de violentes tractions, ou de violentes impulsions qui lui sont communiquées en deux sens opposés ; 4° *Le déchirement* qui consiste à user, à ulcérer, et à faire suppurer le pédicule d'un polype par de rudes frottemens ; 5° *L'emploi du séton* qui, par son contact, ulcère et fait aussi suppurer les polypes pour les détruire peu à peu ; 6° *La ligature* au moyen de laquelle on étrangle, on ulcère et l'on frappe de mort le polype auquel on l'applique ; 7° *La compres-pression* qui consiste à le comprimer pour l'atrophier à la longue ; 8° *Les opérations mixtes* ou composées qui résultent de l'emploi successif de plusieurs de ces différentes méthodes.

Mais quand on a guéri des polypes par ces opérations, ils peuvent encore repulluler, surtout si le pedicule n'en a pas été bien détruit. Et si, lorsque sa destruction a été parfaite, il repullule, il est bien à craindre qu'il ne revienne encore. Car une première repullulation annonce une disposition particulière des organes à produire des polypes. Quelquefois, au reste, cette répullulation n'est qu'apparente, et le nouveau polype n'a pas le même siége que le premier.

TROISIÈME PARTIE.

DES DIFFÉRENS MODES OU GENRES DES POLYPES EN PARTICULIER.

Reprenons maintenant en particulier, non pas chacun des différens modes ou des différentes manières d'être des polypes, mais seulement chacun des différens états des polypes qui méritent d'être traités en particulier.

Nous les apprécierons mieux, car nous remarquerons l'influence qu'ils exercent les uns sur les autres, et les liaisons qu'ils ont entre eux. Nous apprécierons mieux, par exemple, l'influence que le siége, le volume, la forme, la structure des polypes exercent sur leurs phénomènes, leur marche, leur diagnostic, leur pronostic et leur traitement. De plus, nous éviterons l'inconvénient de morceler l'histoire d'un même genre de polypes; par exemple, des polypes mous ou des polypes durs. En effet, nous l'eussions nécessairement morcelée si, sacrifiant à la méthode la plus généralement adoptée, nous eussions décrit ces polypes en parlant de la disposition matérielle ou anatomique de ces affections, car nous n'aurions pu parler alors de leurs phénomènes, de la manière de les reconnaître et de les traiter, sans mêler ensemble des choses trop distinctes pour être confondues.

Pour éviter cette confusion , nous aurions donc été obligé de renvoyer ces différentes parties de l'histoire des polypes, au moment où nous aurions traité de leurs phénomènes, de leur marche , de leur diagnostic , de leur pronostic et de leur traitement.

Cette méthode ne nous paraît pas seulement plus logique que celle que nous abandonnons , par les motifs que nous venons d'exposer ; elle l'est encore parce qu'elle est plus conséquente aux principes que l'on suit, lorsque , faisant l'histoire générale d'une maladie qui peut affecter plusieurs parties du corps , on renvoie l'histoire de cette maladie dans ces différentes parties à la suite de la description générale. Enfin, tout le monde pourra, j'espère, se convaincre par l'application de cette méthode , qu'elle est plus simple, plus claire et plus commode qu'aucune autre. Ce que j'en dis, au reste , n'est que pour me justifier de m'être écarté des méthodes le plus généralement en usage. Je ne m'éloigne jamais des voies ordinaires que lorsque je m'y trouve forcé par des motifs extrêmement graves et nombreux , et je suis toujours prêt à en rendre compte. Je prie donc le lecteur de ne pas s'imaginer que je secoue le joug salutaire de la méthode , parce que des raisons, impérieuses pour moi , m'obligent de m'éloigner de celles qui sont le plus en usage ; d'ailleurs chaque auteur n'y apporte-t-il pas ses modifications ? Je puis assurer que j'ai beaucoup trop réfléchi à ce point de l'en-

seignement, pour que l'on puisse douter que je
n'en sente toute l'importance. L'introduction de
ma physiologie, où j'ai consacré plus de cent pages
à traiter de la méthode dans l'art d'étudier et
d'enseigner, en est une preuve manifeste.

Des Polypes celluloso - membraneux.

Ils sont, comme nous l'avons dit, formés d'une
membrane enveloppante ou tunique, et de tissu
cellulaire, et produits par le développement excessif de l'un et de l'autre.

Ces polypes présentent quatre espèces distinctes ;
les polypes muqueux, lardacés, fongueux et granuleux.

Les Polypes muqueux, mous ou vésiculaires;
ont pour caractères essentiels d'être mous, gris,
transparens, jaunâtres, gélatiniformes et extrêmement friables.

Disposition anatomique. — Ils s'observent dans
les fosses nasales où ils sont très communs ; on
en trouve quelquefois dans l'une et dans l'autre,
et parfois il y en a plusieurs dans la même. Ils peuvent être assez considérables pour remplir toute
la cavité qu'ils occupent, et s'étendre dans ses anfractuosités, et même dans le pharynx et hors du
nez. Leur forme est toujours fort irrégulière. Leur
pédicule, plus ou moins large, peut être attaché
à presque tous les points des fosses nasales, mais
particulièrement en haut et surtout à la paroi
externe

Le corps de ces polypes est un peu applati d'un côté à l'autre, comme les cavités nasales; il présente des renflemens vis-à-vis les points où elles s'élargissent; sa surface, sa circonférence ou son bord, sont plus ou moins irréguliers, quelquefois mamelonnés, vésiculeux et en grappes. Très-mous au toucher, ces polypes cèdent à la moindre pression, s'écrasent et se déchirent avec facilité; leur masse est grisâtre, jaunâtre, transparente et, par cela même, gélatiniforme. L'œil y observe pourtant des points opaques, et d'ailleurs leur transparence n'est point égale partout; il y a beaucoup de nuances à cet égard. J'en viens d'arracher un, il n'y a qu'un instant; il était blanc, opaque, et mou comme le fromage frais, à son extrémité libre. Il présentait aussi quelques points indurés et rouges.

Ils sont composés d'une membrane extérieure, d'une minceur variable dans les différens polypes et les différens points d'un même polype. Cette membrane est d'ailleurs assez dfficile à détacher du tissu sous jacent qui forme la masse de l'excroissance. Ce tissu ressemble au tissu cellulaire, mais ses aréoles paraissent plus grandes, ses lames et ses filamens plus fins, plus transparens et plus friables. Il est d'ailleurs gorgé d'une humeur albuminiforme abondante. On y rencontre parfois des vésicules très distinctes; j'en ai vu de grosses comme des petits-pois; il y en avait un assez grand nombre sur un malade que j'opérai cette année,

à l'hôpital Saint - Louis (*voy.* 1re partie, 2e observation) : elles contenaient une humeur lactes-
cente , demi-transparente.

Ces polypes ont des vaisseaux très-fins, qui res-
semblent à des canaux très-déliés, creusés dans
leur membrane ; souvent on ne les distingue qu'au
pédicule, tant ils sont petits et rares, ou du moins,
tant ils sont rarement injectés.

Phénomènes et marche des polypes muqueux. —
Insensibles au toucher, peu sensibles à la pression,
ces polypes ne causent de gêne que lorsqu'ils sont
parvenus à un certain volume ; mais lorsqu'ils
sont plus gros encore, ils déterminent tous les
phénomènes que nous avons détaillés plus haut,
en général : de l'irritation, uue inflammation
suppurante ou du moins accompagnée d'une sécrétion puriforme, peu d'hémorragies, des troubles
dans les fonctions de l'organe, qui en sont gênées
ou empêchées , mais ils ne déterminent pas les
funestes symptômes par lesquels les autres polypes
conduisent à la mort. Leur marche est d'ailleurs
longue, quoique variable dans sa rapidité. Ils mettent des années à acquérir un volume considérable ; mais les malades réclament les soins de la
chirurgie avant qu'ils n'aient produit tout le mal
qu'ils pourraient faire, si on les abandonnait à eux-
mêmes.

Les polypes vésiculaires ne dégénèrent pas ordinairement en une autre maladie. Cependant je

crois qu'il leur arrive assez souvent de passer à l'état lardacé, mais ils ont peu de tendance à dégénérer en cancer ou en tissu cartilagineux, osseux, etc.

Influencés. La sécheresse resserre les polypes vésiculaires, l'humidité de l'athmosphère les dilate et les gonfle, parce qu'ils absorbent, avec facilité, l'eau en dissolution dans l'air. En un mot, ils sont hygrométriques. Et par suite de cette singulière propriété, ils se gonflent, grossissent pendant les tems humides, et gênent d'avantage la respiration que pendant les tems secs. L'augmentation de leur volume peut alors les faire sortir du nez. « J'ai vu des personnes, dit B. Bell, que l'on n'aurait pas cru attaquées de polypes, pendant les tems secs, dont les tumeurs sortaient toujours et acquéraient une longueur extraordinaire, dès qu'il y avait la moindre disposition à l'humidité dans l'atmosphère. (*Bell, cours de chir., trad. de Bosquillon,* t. 4, p. 52.)

Causes des polypes mous et muqueux. On a dit que le tempérament lymphatique, les constitutions scrofuleuse, catarrale, et particulièrement les inflammations catarrales, la syphilis, le froid y prédisposent; que les irritations portées sur les membranes muqueuses y prédisposent aussi. Mais la science ne possède rien d'assez positif encore, sur cette matière.

Diagnostic et pronostic des polypes mous et muqueux. Ils se reconnaissent aux caractères des polypes, en général, aux caractères des polypes muqueux , que l'on peut ordinairement constater par la vue et le toucher avec le doigt, une sonde ou un stylet. Nous ne pourrions les rappeler ici , sans nous répéter d'une manière fastidieuse.

Le pronostic n'en est pas grave quand ils ne distendent point ou ne distendent que faiblement les cavités où ils logent; mais il le devient davantage dans le cas contraire, et leur gravité est proportionnée aux désordres qu'ils produisent.

Traitement. On peut traiter ces polypes par l'exsiccation. Ce sont presque les seuls que l'on puisse guérir par cette méthode. Mais comme elle est peu efficace, on n'en retire guères de succès que lorsqu'ils sont petits. On peut aussi les traiter par le caustique, la cautérisation, l'excision, par le séton, par la ligature, mais l'arrachement est la méthode qu'on emploie le plus fréquemment, parce qu'elle est la plus commode, la plus expéditive et au moins aussi sûre qu'aucune autre. On peut d'ailleurs, après l'arrachement, assurer la guérison par le séton. C'est quelque fois le seul moyen de mettre fin à leur repullulation.

Des polypes mous et lardacés.

Ceux-ci sont un peu plus solides que les précédens. Ils sont opaques et formés d'une membrane et d'une substance homogène plus ou moins épaisse, blanche, grisâtre, qui se rapproche plus ou moins du lard, par son aspect, par sa consistance et par sa cohésion. Cette substance semble formée d'albumine concrétée et renfermée dans des mailles de tissu cellulaire.

Elle offre d'ailleurs des nuances dans sa cohésion, sa consistance et sa densité.

Il n'est pas rare de la voir plus molle, moins cohérente, se briser à la pression, se laisser écraser comme du fromage mou. Ces tumeurs présentent de petits vaisseaux dans leur membrane, vers leur pédicule, surtout, et particulièrement dans les points rouges qu'on y rencontre assez fréquemment. J'y ai trouvé, une fois, une petite granulation fibro cartilagineuse.

Ces polypes n'offrent rien de bien particulier, dans leurs phénomènes et leur marche, mais ils ne paraissent pas autant hygrométriques que les précédens.

Ils peuvent avoir pour cause et pour origine, la dégénération d'un polype muqueux ; mais quand on songe aux nombreuses variétés de texture que présentent primitivement les tumeurs morbides, on ne concevrait pas que l'on pût nier, avec raison, la possibilité de leur existence primitive à l'état lardacé, comme la fait M. Monfalcon. (*Dict. des sc. méd., art. polype.*)

On les reconnaîtra, d'ailleurs, aux caractères généraux des polypes, et quand l'œil pourra les apercevoir, on les distinguera à leur couleur blanchâtre, grisâtre, et à leur opacité.

Leur structure n'apporte d'ailleurs, aucune différence dans leur traitement, et on les traite par les mêmes moyens que les polypes muqueux.

Des Polypes fongueux.

Ceux-ci s'observent dans le nez, dans l'utérus, souvent dans le sinus maxillaire, etc. ; ils sont mous, spongieux, et souvent, pour ainsi dire, tomenteux à leur surface. Ils sont rouges, quelquefois livides, souvent fragiles. Ils saignent fréquemment, et par fois même ils produisent des hémorragies inquiétantes. Ils ont de la tendance à se ramollir, à dégénérer en cancer mou, rouge, encéphaloïde, ou du moins ils coincident assez fréquemment avec une cachexie cancéreuse. Ils repullulent d'ailleurs facilement, et c'est alors souvent sous la forme de végétations nombreuses et étendues. C'est à ces polypes qu'il faut rapporter ceux que Levret appelle vivaces, ceux dont M. Hervez a parlé dans le *Journal Général*, t. 101, p. 3o.

Ces polypes se reconnaissent à leur couleur, à leur mollesse, à leur repullulation facile. Ils sont graves.

Il faut, s'il est possible, les enlever par une large excision qui n'en laisse pas le moindre germe et cautériser la surface de la plaie.

Des Polypes granuleux.

Disposition anatomique. On les a observés dans les fosses nasales, la cavité de l'utérus et celle de la vessie. (*Breschet, dict. de méd., art. polype.*

Le professeur Andral a vu, il y a quelques années, à la Charité, un larynx dont l'ouverture supérieure était en grande partie obstruée par une végétation blanchâtre, mamelonnée, ayant la plus exacte ressemblance avec la tête d'un choufleur, et se continuant intimement, par une base large, avec la membrane muqueuse. (*Précis d'anat. path.*, t. 2, p. 472.) M. Ferrus a montré une pièce à peu près semblable, à l'Académie royale de médecine. (*Andral.*, *Ibid.*)

Ces polypes sont peu volumineux, ils occupent une grande surface, et paraissent sous la forme de grains blanchâtres, à pédicules très-minces. Ils sont disséminés ou agglomerés, et, dans ce dernier cas, on les a comparés à une tête de choufleur, ou aux végétations syphilitiques que l'on désigne sous cette dénomination. Ils se détachent facilement de la membrane sur laquelle ils reposent. Leur couleur est blanchâtre, grisâtre ou rosée. Ils sont composés d'une membrane très-mince. Leur tissu est homogène, lardacé. On n'y distingue pas aisément de vaisseaux.

Phénomènes et marche. — Ces polypes s'accroissent lentement: tantôt ils restent isolés, tantôt ils s'agglomèrent peu à peu, à mesure qu'ils s'accroissent, quand ils se développent près les uns des autres. Ils causent de la gêne, s'ils se développent dans une cavité étroite, mais peu de douleurs; néanmoins, ils dégénèrent facilement en cancer, surtout si on les irrite par des attouchemens, ou des caustiques. Leur *diagnostic* n'est pas toujours facile, parce que leur petit volume, la profondeur de leur situation ne permettent pas toujours d'en apprécier les caractères.

Leur tendance à dégénérer en cancer en fait des maladies graves.

Traitement. — Il faut les enlever. Quand on peut y parvenir par l'excision, il faut le faire et cautériser ensuite le lieu qui leur a donné naissance. Quand l'ablation en est impossible ainsi, il faut les arracher. Peut-être pourrait-on les détruire par la compression, dans le cas ou les autres moyens seraient impuissans. Si l'on se décidait à les cautériser, il faudrait le faire en une seule application.

Des Polypes durs et fibreux.

Disposition anatomique. — On les observe dans les fosses nasales, le pharynx, les sinus maxillaires et surtout dans l'utérus. Ils peuvent acquérir un volume considérable. Quoiqu'ils soient souvent pyriformes, ils peuvent, en se moulant sur les cavités qu'ils distendent, acquérir des formes très-variées et très-bizarres. Ils sont assez souvent divisés par des échancrures ou par des fissures profondes, en lobes plus ou moins nombreux, deux, trois, quatre, par exemple. Leur pédicule adhère au tissu fibreux sous-jacent aux muqueuses et, dans l'utérus, au tissu même de l'organe.

Leur surface est lisse, quelquefois mamelonnée;

on la voit aussi tomenteuse, par fois ulcérée. Ils
sont durs et fermes, à moins qu'ils ne soient ramollis. Il sont pesans et opaques.

La membrane qui les revêt est souvent amincie,
mais quelquefois aussi plus épaisse et plus rouge
que de coutume. Leur tissu est analogue au fibreux, il crie sous le scalpel, résiste à la section,
se crispe au contact du feu et des acides. Il est
composé de fibres fasciculées, d'un blanc grisâtre,
entre-croisées, pelotonées ou enroulées en cercles
concentriques.—Quelquefois même ces fibres sont
perpendiculaires au point d'attache du pédicule
(*Baillie*, *Anat. pathol.*). Des vaisseaux veineux,
des artères fines, rampent dans sa membrane, et
des vaisseaux à peine distincts se glissent à travers les faisceaux de sa propre substance et s'y
ramifient.

Phénomènes et marche. — Les polypes fibreux
sont indolens, mais ils causent des douleurs par
leur pression, des écoulemens puriformes plus ou
moins abondans, des hémorragies. Ils finissent
quelquefois par devenir eux-mêmes douloureux,
par enflammer les parties voisines, par s'enflammer, suppurer, s'ulcérer à leur surface et donner
lieu à tous les symptômes fonctionnels et sympathiques décrits plus haut en général, et enfin par
causer la mort.

Ils dégénèrent rarement en cancer, mais il leur
arrive de se ramollir, de se gangrener et alors des
écoulemens d'une fétidité repoussante, des symp-

tômes graves d'adynamie, qu'on attribue à la résorption, se manifestent, et si le polype gangréné
n'est pas promptement rejeté par la nature ou enlevé par les moyens de l'art, le malade succombe.
Mais lors même que l'art vient à son secours, si
le polype est volumineux surtout, il peut encore
arriver que le malade n'échappe point à la mort.

Traitement. On peut les arracher et les lier
lorsque leur pédicule est peu volumineux. Dans le
cas contraire il vaut mieux les exciser. S'il reste
une portion de leur pédicule, on peut, par fois, le
détruire par la cautérisation ou le séton comme
le faisait Ledran.

Des Polypes sarcomateux.

Ces polypes se montrent dans les fosses nasales,
les sinus maxillaires, le pharynx, l'utérus, etc.

Ils peuvent acquérir un très-grand volume.
Souvent pyriformes, leur circonscription change
en se moulant aux cavités qui les renferme, et ils
présentent souvent des lobes ou des divisions
nombreuses. Leur pédicule, ordinairement plus
étroit que leur masse, est assez souvent large et
étendu.

Leur consistance est moins ferme et solide que
celle des polypes fibreux. Leur couleur est rouge,
livide ou brune. La membrane qui les recouvre est
souvent parcourue par des veines volumineuses,
quelquefois variqueuses et par des artères plus dé-

liées et plus rares. Leur tissu est rouge, quelquefois homogène, parfois charnu en apparence, à
peu près comme celui de l'utérus dans la grossesse. Ces caractères leur ont mérité la dénomination de charnus et de sarcomateux qu'il portent
dans la plupart des auteurs. Ils sont composés d'un
tissu fibreux, plus mou que celui des polypes fibreux, d'un tissu cellulaire et de vaisseaux plus
abondans, toutes circonstances qui expliquent assez bien les différences qui les en distinguent.

Ils présentent les phénomènes et la marche de
tous les polypes, mais ils sont douloureux par
eux-mêmes à la pression, ils causent des hémorragies et saignent spontanément et surtout quand
on les touche ou qu'on les irrite par des traitemens imprudens.

Les phénomènes sympathiques ou généraux qui
les accompagnent sont plus prononcés, les tourmens qu'ils causent, plus insupportables ; ils dégénèrent souvent en cancer, surtout quand on les
irrite, et ils repullulent souvent, ce qui les rend
beaucoup plus graves que les précédens, à l'excep-
tion des polypes fongueux.

Diagnostic et prognostic. On les reconnaît à leur
demi-fermeté, à leur couleur rouge et obscure,
à leur sensibilité, à leurs douleurs vives, surtout
quand ils dégénèrent en cancer, aux hémorragies, et à tous les symptômes graves qui les accompagnent.

On reconnaît leur dégénération cancéreuse à

leur ramollissement, à leur ulcération, à leur suppuration, aux douleurs lancinantes qui se développent, aux hémorragies répétées, au teint jaune de la peau et à l'ensemble des accidens.

La cautérisation ne leur convient point, à moins qu'on ne puisse les détruire entièrement d'un seul coup.

Il ne faut les arracher que lorsqu'ils ont un pédicule étroit, et qu'on peut être sûr de l'enlever tout-à-fait, ou qu'on peut achever de le détruire par le cautère actuel. L'excision et la ligature peuvent aussi être mises en usage contre ces polypes.

Polypes cartilagineux, osseux et pierreux.

On en trouve des exemples épars dans les auteurs, au rapport de Sporleder (*diss. citata.*)

Ainsi Garengeot a vu un polype dont le pédicule était cartilagineux; Job à Meekren (*Obs. méd. c.* 12, p. 79), parle d'un polype cartilagineux; Paul Barbette (*in chir.*, l. 2., c. 1., hist. 2.) en a aussi indiqué un exemple, et suivant Schlevogt, un polype osseux très-dur et du poids de deux livres fut tiré des narines d'une vache. Ces polypes se distinguent sur tout des autres par leur consistance et leur poids. Ils donnent lieu d'ailleurs aux mêmes phénomènes par leur action mécanique, mais ils ne prennent aucune part aux souffrances qu'ils causent. Produits de dégénérations successives de polypes mous ou durs en polypes cartilagineux et osseux ou directement en polypes osseux ou pierreux, ils ne sont plus alors susceptibles d'aucune dégénération. C'est du moins ce qui me paraît très-probable.

Polypes mixtes ou composés.

Je désigne ainsi ceux qui sont creux et contiennent un liquide ou plusieurs substances et ceux qui, sans être creux, sont formés de tissus, de substances, de corps variés, et contiennent des portions cartilagineuses, osseuses, pierreuses, des kistes, des poils, etc.

Vater a décrit et figuré un polype d'où il sortit, après qu'on l'eut traversé avec une aiguille, une notable quantité de liquide laiteux. (Sporleder *diss. inaug. de polypo narium*, §. 8.) Saviard a trouvé, sur le cadavre d'une femme morte d'épuisement, une tumeur du volume d'un cœur de bœuf, adhérente au fond de la matrice par un col étroit et creux dans toute sa hauteur; la cavité était remplie de sang. (*Obs.* 36.) D'autres exemples sont cités par Levret dans les mémoires de l'Académie de chirurgie (T. 3., p. 466, 67.) Dans l'un, appartenant à Boudou, la tumeur représentait un sac tissu de fibres charnues. Dans deux autres, de Cailhava et de Guiot, la cavité était remplie de matière gélatineuse et de poils, ou de graisse pareillement mélangée. On connaît encore d'autres cas de polypes également vides à leur centre, dus à Hoin et à Laumonnier (*Madame Boivin*, t. 1, p. 337).

POLYPES EXTÉRO – INTÉRIEURS.

Polypes des fosses nasales.

Disposition anatomique. — Ces polypes peuvent être implantés sur tous les points des fosses nasales. Doués d'une forme particulière lorsqu'ils sont petits, leur forme s'altère quand, devenant plus gros, ils pressent les parois de la cavité. Ainsi les grapes, les prolongemens cylindriques, les mamelons des polypes mous, s'aplatissent en lames ou se renflent suivant les lieux qu'ils occupent. La forme des polypes mous et lardacés, des polypes durs et fibreux ou sarcomateux, se change aussi à mesure qu'ils grossissent, en sorte qu'elle varie suivant leur volume et diverses circonstances et peut devenir des plus bisarres. Au rapport de Sporleder (*Diss. inaug. de polypo nar. Halæ Magdeburgicæ.* 1750), Tulpius a donné (*Obs. méd. l. 1. c.* 26) l'histoire d'un polype extrait des narines, qui avait huit prolongemens de figures et de grosseurs diverses. On peut voir aussi à ce sujet, dans Levret, la figure des polypes extraits par Manne. On y prendra une idée de ces formes bizarres. Le pédicule des polypes mous tient à la mambrane muqueuse, mais il n'en est pas de même pour les autres polypes. Dans ceux-ci, il paraît naître du tissu fibreux sous muqueux.

Les polypes du nez sont par fois multiples et multiples dans l'une et l'autre fosse nasale. Ce matin même j'ai opéré, dans la salle de M. Lugol, un malade qui est précisément dans ce cas. Mais je ne connais pas de fait plus curieux à cet égard que le cas où Levret trouvra sept polypes snr le même sujet.

Par leur structure les polypes des fosses na-sales appartiennent presque à tous les genres de polypes décrits ci-dessus. Les polypes muqueux y sont les plus fréquens; viennent ensuite sous le rapport de la fréquence les polypes lardacés fibreux et sarcomateux. Les polypes fongueux et granuleux y sont plus rares.

Phénomènes et marche des polypes du nez. — Quand ils sont assez développés pour se prononcer par quelques symptômes, ils déterminent un peu de gêne dans la respiration par le nez, que j'ap-pelerai quelque fois, pour abréger, respiration na-sale. Ils causent un enchiffrenement plus ou moins fatigant. Parvenus à un volume plus considérable, ils forment des tumeurs plus ou moins saillantes, plus ou moins distinctes et mobiles dans les fosses nasales. Lorsqu'ils sont très-alongés ou qu'ils tiennent à un pédicule grèle et étendu, comme je l'ai vu tout récemment sur une femme, et qu'ils ne sont point assez volumineux pour remplir la cavité qui les recèle, ils flottent librement et le malade en sent les mouvemens (Voyez l'obser-vation 9e que j'ai empruntée au professeur Ali-bert). Ils tombent en devant lorsqu'il se penche en devant, et ils viennent se montrer à l'ouver-ture de la narine; ils retombent en arrière, lors-qu'il se penche en arrière, et échappent à la vue du chirurgien. C'est ce qui arrivait chez la femme

dont je viens de parler. La respiration qui les
agite les porte ainsi, tour à tour, vers la narine ou
vers le pharynx. C'est encore ce qui arrivait chez
notre malade. Aussi pour parvenir à le saisir et
à l'arracher, nous fûmes obligé de faire exécuter
au malade de grands efforts d'expiration par la
narine affectée, afin de fixer momentanément le
polype à l'ouverture, où nous le saisîmes sans laisser incliner la tête en arrière, de peur qu'il ne s'en-
fuît aussitôt et nous échappât, comme il nous était
arrivé dans une première tentative.

Parvenus au faible volume que nous supposons,
les polypes causent de l'embarras dans le nez ,
une sensation désagréables, qui sollicitent sans cesse
à se moucher, gênent la respiration, la rendent sifflante, et plus on se mouche, plus l'irritation
augmente, plus le polype et la membrane nasale
se gonflent, plus l'embarras et le besoin de se
moucher s'accroissent. Dès ce moment, ils peuvent
causer un écoulement muqueux puriforme ou des
hémorragies nasales fréquentes.

Parvenus à un volume assez considérable pour
remplir, sans la distendre, la cavité qu'ils occupent, les polypes du nez sont indolens quand on
les touche, la gène qu'ils causent n'est pas plus
vive qu'auparavant ; elle l'est peut-être moins
encore, ce qu'expliquent leur fixité, leur immobi-
lité. Mais la respiration est impossible par la cavité qui les renferme. L'odorat en est affaibli
d'autant, et la voix devient nasillarde, probablement parce que les sons nasaux naturellement

nasonnés par leur retentissement dans les fosses nasales, lorsqu'ils les traversent librement, y retentissent plus fort et deviennent plus nasillards encore, lorsqu'ils ne les franchissent plus librement ou ne les franchissent pas du tout. Je regrette de ne pouvoir expliquer plus longuement ce curieux mecanisme. C'est d'ailleurs ce que j'ai fait dans ma *Physiologie*.

Parvenus à un volume assez considérable pour distendre la fosse nasale qu'ils occupent, les polypes déterminent une irritation pénible, une inflammation suppurante plus ou moins considérable, et des écoulemens puriformes et sanguins plus ou moins abondans ; ils distendent le nez et les fosses nasales ; ils poussent la paroi interne du sinus maxillaire en dehors, ils compriment le canal nasal, ils dépriment le voile du palais, ils pressent, ferment, irritent la trompe d'Eustache, et déterminent des troubles fonctionnels dans tous ces organes. Ainsi ils gênent la respiration nasale, la rendent sifflante, bruyante ; ils affaiblissent l'odorat, altèrent la voix, la rendent rauque et nasillarde, si, n'existant que d'un côté, ils se bornent à déjetter la cloison nasale du côté opposé, et à resserrer la cavité voisine ; mais ils abolissent entièrement la respiration nasale, et par conséquent l'odorat, lorsqu'ils occupent les deux côtés. ou qu'existant d'un seul côté, ils ferment entièrement les cavités du nez.

Ils s'opposent à l'écoulement des larmes, produisent un larmoiement continuel, quelquefois

même l'inflammatiou du canal nasal, du sac lacrymal, une tumeur purulente de ce petit organe;
ils affaiblissent l'audition du côté correspondant;
ils peuvent même l'abolir, et déterminer dans l'o-
reille de vives douleurs, par leur action sur la trompe
d'Eustache. Ils gênent la déglutition, et pourraient
finir par l'empêcher entièrement, si l'art ne venait au secours des malades dans un péril aussi
urgent. Cependant d'autres phénomènes ajoutent
à ces tourmens, ce sont des douleurs vives dans
les parties voisines, aux dents, aux yeux, au front,
et à toute la tête : et réunis aux troubles sympathiques qu'ils développent, ils achèvent de préci-
piter le malade dans la tombe.

Tous les polypes du nez ne déterminent pas
des accidens aussi graves et aussi funestes. Les
polypes mous et muqueux ne dilatent pas ordinairement les fosses nasales au point que je viens
de dire, et n'occasionnent pas les phénomènes
dont je viens de tracer la sombre peinture. Mais
aussi je dois dire que l'art vient au secours des
malades avant que l'affection ait produit tout
le mal qu'elle peut leur faire éprouver.

Quant aux polypes durs et fibreux, quant aux
polypes sarcomateux surtout, je n'ai pas à me
reprocher d'avoir noirci le tableau de leurs funestes effets et de leur marche fatale; car ils ne
se bornent pas à distendre médiocrement les
fosses nasales, à comprimer les parties voisines;
ils les compriment et les distendent avec une
violence irrésistible dans sa lenteur. Ils écartent

les os et les disjoignent, en déformant la face horriblement ; ils les usent et les détruisent par l'absorption ulcérative qu'ils mettent en jeu , tantôt sans les avoir ramollis , ni altérés dans leur structure , tantôt après l'avoir fait ; ils détruisent le canal nasal , la paroi interne du sinus maxillaire et ses autres parois. Ils pénètrent alors jusque dans l'orbite d'où ils chassent l'œil , en causant la cécité ; jusque dans la bouche, soit en chassant les dents et s'échappant par leurs alvéoles , soit en perforant la voûte palatine déjà déprimée ; ils pénètrent jusque dans la fosse temporale , et jusque dans le crâne , soit en passant par les trous du sphénoïde , par les fentes orbitaires ou par la lame criblée de l'éthmoïde , auparavant détiuite en partie ou en totalité , et déterminent des phénomènes de compression du cerveau , de l'engourdissement , et un coma plus ou moins profond.

Ainsi Job-à-Meckren parle d'un polype carcinomateux déformant toute la face par son énorme volume. (*Obs. méd.*, c. 11 , p. 76. Sussius cite, d'après Bartholin, et d'après les *Ephémérides des curieux de la nature*, deux cas de polypes carcinomateux , qui ont ravagé presque toute la face et amené une mort misérable. (*Dissert. inaug. quâ polyp. nasi..... exponitur*, p. 22.)

On trouve dans Levret l'histoire d'un polype qui occupait les deux narines , qui écarta les os du nez , se fit jour à travers les deux angles internes des yeux , chassa ces deux organes de leurs orbites , et distendit horriblement la face ; ce polype remplissait toutes les cavités osseuses qui communiquent avec le nez, il écartait les os de la base du crâne et comprimait le cerveau. (*Loco cit.*, p. 371.) On lit dans Paletta qu'une énorme masse polypeuse, située dans les fosses nasales et le sinus sphénoïdal, avait distendu le sinus maxillaire gauche, écarté les os propres du nez, ulcéré la peau de chaque côté de cet organe, écarté les os palatins, déprimé le voile du palais en plongeant dans l'arrière-gorge ; chassé la langue hors de la bouche, et en partie les yeux de leur orbite. Les os voisins étaient dilatés ou détruits, et le polype était d'une extrême dureté. (*Exerc. path.*, p. 8, Milan, 1820.) Cette dureté s'observe assez fréquemment dans les polypes qui ont produit de pareils désordres.

Tandis que les effrayans ravages dont nous venons de parler, se passent dans la face, des douleurs, et particulièrement des douleurs de tête fatigantes ou insupportables, souvent des hémorragies affaiblissantes, répétées, une foule de symptômes généraux d'inflammation et de fièvre, accompagnent de leur épouvantable cortége tout ces grands désordres, dont un seul suffirait pour désespérer le chirurgien et tuer le malade.

Leur marche est d'ailleurs lente, et ils mettent ordinairement des années pour arriver à ce degré de gravité.

Causes des polypes du nez. — Nous nous sommes déjà expliqué sur l'obscurité des causes des polypes en géneral. Nous ne sommes pas plus instruits sur les causes des polypes du nez en particulier. Nous avons dit qu'on les a vus survenir à la suite d'engorgemens inflammatoires, aigus ou chroniques, à la suite de violences extérieures capables de déterminer de semblables engorgemens; et nous en avons cité des exemples dans la première partie. Nous en ajouterons ici quelques autres; car on ne saurait trop multiplier les faits pour éclairer un sujet aussi obscur.

Au rapport de Sussius, Camérarius a vu deux fois des polypes du nez, survenir à la suite de contusions, sur cet organe (*diss. citata*, p. 20). Schlevogt parle, d'après Forestus, d'un polype du nez, survenu après l'extraction d'un pois poussé profondément dans les narines. (*Diss. de polypo. capitis*, 1690).

On trouve parmi les observations de Manne, celle d'un moine qui, ayant été guéri d'un polype par l'extirpation, resta guéri pendant un an. Mais à cette époque, il eut le malheur de tomber, sur la face, dans un sépulcre; la tête en éprouva une violente secousse; bientôt il reparut une multitude d'excroissances polypeuses, qui se reproduisirent à mesure qu'on les extirpa, et le moine mourut. (*Levret*, p. 372.)

On lit dans le savant ouvrage de Levret, deux autres cas, dans lesquels des polypes du nez se montrent à la suite de la variole, qui est ordinairement accompagnée de congestion sanguine des muqueuses de la tête. Le premier surtout est on ne peut plus remarquable.

OBSERVATION. — Un jeune homme de dix-sept à dix-huit ans, à la suite de la variole, présente une multitude de polypes dans la gorge, le nez, et les sinus frontaux et maxillaires. La face est démesurément élargie, le nez est étalé au niveau des pommettes. Il y a exophtalmie, dépression du palais qui pèse sur la langue, abaissement de la mâchoire inférieure, salivation continuelle. Mort au bout de deux ans. Sinus maxillaires distendus chacun par un polype, arrondi, bosselé, couvert d'une membrane très-fine. Ces tumeurs sont semblables, pour la couleur, la texture et la consistance, à du lard rance, et portées sur un pédicule d'une ligne de diamêtre, par lequel on ne voit passer aucun vaisseau. La pituitaire des sinus est épaissie, quoique les os maxillaires soient amincis et éclatés. Deux autres tumeurs placées à l'orifice des sinus frontaux, en dehors de ces cavités, soulèvent la racine du nez; elles sont demisphériques, applaties l'une contre l'autre, recouvertes d'une menbrane plus épaisse que les précédentes. Dans les fosses nasales, sont encore deux masses polypeuses; une troisième retombe dans l'arriére-gorge; c'est la septième. Mais les trois dernières avaient une origine commune qui embrassait la partie postérieure du vomer. (*Levret, obs. sur la cure radic. de plusieurs polyp.*, 1759, p. 223.)

On trouve dans le même auteur, une autre observation de polype survenu à la suite de la variole. Il s'agit d'une demoiselle de 23 ans, qui eut un polype muqueux dans chaque narine. (Levret., op. cit. p. 295.)

Le diagnostic des polypes du nez est fondé sur la connaissance de leurs caractères anatomiques, de leurs phénomènes et de leur marche; mais on ne peut pas toujours les reconnaître parfaitement, soit parce qu'on observe les malades trop tardivement pour qu'ils puissent rendre un compte exact du passé, soit parce que d'autres maladies présentent des caractères analogues. On conçoit, par exemple, qu'un gonflement chronique, scrofuleux ou autre, de la membrane nasale pourrait bien ne se distinguer par aucun caractère. J'ai vu un cas de ce genre sur un enfant scrofuleux, et j'avoue que si l'engorgement simultané des ganglions sous-maxillaires et cervicaux, si l'engorgement des ailes du nez n'eût éveillé mes soupçons, j'aurais pris cet engorgement de la membrane pour un polype, car il n'y avait aucun moyen de l'en distinguer. J'ai vu, avec M. Lugol, deux enfans scrofuleux, frères l'un de l'autre, qui présentaient une affection du même genre, mais où l'erreur était bien plus facile à éviter.

Bartholin a donné l'histoire d'un corysa singulier, qui présentait une vésicule oblongue, blanche, pleine de sérosité, (*Sussius dissert. inaug.*, p. 10.). Le professeur Cloquet a vu trois exemples d'abcès siégeant sur le cartilage de la cloison perforé, communiquant d'un côté à l'autre et formant, dans chaque narine, une tumeur molle, indolente qui avait été prise pour un polype muqueux. (*Archiv. génér. de méd.*, t. 23, p. 433.)

On a vu aussi une tumeur fibreuse de la cinquième paire de nerfs simuler tellement un polype du nez, que des chirurgiens très-distingués firent des efforts inutiles pour en débarrasser le malade. Voici ce cas singulier.

Observation. — Un forgeron ressentait tous les symptômes qui dénotent un polype des fosses nasales. L'affection était du côté gauche. Outre la difficulté du passage de l'air par la narine de ce côté', il s'était développé une tuméfaction indolente de la joue correspondante, qui se dissipa peu à peu. Le docteur del Greco tenta l'extraction de la tumeur par arrachement ; il la saisit à plusieurs reprises avec des pinces de différentes dimensions, mais toutes ces tentatives furent sans résultat. Les tentatives d'extraction furent renouvelées avec aussi peu de succès. Le professeur Menici, qui assistait le docteur del Greco, ne réussit pas mieux : à chaque traction qu'on opérait sur la tumeur, il semblait au malade qu'on lui entraînait la joue et l'oreille gauche. Deux heures après ces tractions, il survint un gonflement de la joue gauche qui se dissipa le lendemain. Une troisième tentative d'arrachement fut pratiquée de la même manière par le professeur Vacca Berlinguieri et n'eut pas plus de succès. Le malade mourut six jours après, avec tous les symptômes d'une inflammation cérébrale qui résista au traitement antiphlogistique le plus énergique.

Autopsie. — On trouva une inflammation avec exudation puriforme à la base du cerveau. Quant à la tumeur des fosses nasales, elle était formée par la deuxième branche de la cinquième paire, qui, en sortant du crâne, augmentait de volume, et formait une tumeur fibreuse divisée en cinq lobes, dont les deux plus gros avaient chacun le volume d'un noyau de pêche ; les trois autres étaient plus petits, et l'un d'eux pénétrait dans l'orbite par la fente sphéno-maxillaire. Cette masse fibreuse occupait la fosse temporale profonde, placée entre l'arcade zigomatique, l'os de la pommette, l'aile externe du sphénoïde et la face postérieure de l'os maxillaire supérieur. La tumeur se prolongeait ainsi, jusqu'au rebord alvéolaire, au-dessus des dernières dents molaires. Là elle se rétressissait, pénétrait dans le trou sphéno-palatin qui était dilaté au point d'admettre le petit doigt. Arrivée dans la fosse nasale correspondante, elle se renflait, formait ainsi la tumeur mobile qu'on avait prise pour un polype. Aucun des prolongemens de cette masse fibreuse ne se confondait, à proprement dire, avec les nerfs fournis par la seconde branche de la cin-

quième paire. La tumeur naissait du névrilème.
(*Arch. gén. de méd.*, t. 23, p. 451.).

Le pronostic des polypes du nez est fondé sur
leurs caractères anatomiques, leurs symptômes
et leur marche. Ce que j'ai dit des polypes en général, et des polypes muqueux, lardacés, fongueux, granuleux, fibreux, sarcomateux, etc.,
me dispense de m'y arrêter ici.

Traitement : 1° *De l'Exsiccation.* — L'expression d'exsiccation ne donne pas une bonne idée
de l'opération dont nous allons parler, car elle consiste à déterminer le resserrement ou l'astriction
des polypes, par des médicamens liquides ou solides. Les médicamens liquides qu'on emploie pour
y parvenir, sont : l'acétate de plomb étendu d'eau,
une solution de sulfate d'alumine et de potasse,
différentes décoctions astringentes, etc. Les médicamens solides sont des poudres de substances
également astringentes, telles que celles de noix
de galle et d'alun.

Lorsqu'on se sert de liquides astringens, on les
fait aspirer par le nez plusieurs fois par jour; on
les injecte aussi sur la tumeur.

Lorsqu'on emploie des poudres astringentes,
on doit les porter, au moyen d'une boulette de
charpie humide, sur la surface du polype seulement. C'est aux effets de ces moyens qu'il faut
rapporter les guérisons qu'on prétend avoir obte-
nues par l'emploi du *marum verum*, dont il est

parlé dans le *Journal d'Huffeland*, pour l'année 1832.

2°. *De la Cautérisation.* — Les anciens en ont fait un grand usage, et on l'a pratiquée de trois manières différentes : tantôt on s'est servi de caustiques liquides ou solides, tantôt on s'est servi du cautère actuel.

Les caustiques liquides sont portés sur les polypes, au moyen d'un pinceau de linge légèrement exprimé; et tantôt on injecte de l'eau tiède dans le nez après l'opération, tantôt on n'y en injecte pas. C'est du moins ainsi qu'on se conduisait quand on faisait usage de cette méthode, d'ailleurs mauvaise.

Quant aux caustiques solides, comme le nitrate d'argent, la potasse caustique, on les applique momentanément sur le polype, au moyen d'une pince à mors fixes, ou d'un porte-pierre, qui les tient solidement. Ensuite, on absorbe avec de la charpie, ou un linge fin, le caustique qui s'est dissout sur la tumeur, et qui pourrait agir au loin.

Les anciens, qui ont fait un grand usage de cette méthode, négligeaient même cette dernière précaution, comme le prouvent les observations que nous avons rapportées dans la première partie de notre dissertation.

Ces deux méthodes sont douloureuses, incertaines, dangereuses, parce qu'elles ne guérissent pas toujours, et qu'elles peuvent faire dégénérer les

polypes en cancer, surtout s'ils sont sarcomateux :
dans certains cas, elles sont d'ailleurs très-lon-
gues, et obligent le chirurgien à répéter fréquemment ses cautérisations. Ces inconvéniens les ont
fait généralement abandonner.

Néanmoins, les exemples assez nombreux de
succès que l'on trouve dans les anciens auteurs, à
la suite de l'emploi des caustiques, le peu d'accidens qu'ils causent souvent, comme le prouvent les
observations que j'ai citées dans la première partie
de cette thèse, portent à croire qu'on s'en est exagéré les dangers pour les polypes qui ont peu de
tendance à dégénérer en cancer, et qu'on s'est
aussi, d'ailleurs, exagéré la longueur du traitement.

La cautérisation par le cautère actuel se pratique au moyen d'une canule entourée d'un linge
mouillé, ou d'une canule de gomme élastique
trempée dans de l'huile ou du cérat, et d'un fer
rouge. On porte la canule sur le polype, et on y
introduit le fer rouge pour cautériser la surface
de la tumeur ou la perforer d'outre en outre.

Cette méthode, peut-être encore plus injuste-
ment abandonnée que la précédente, parce qu'é-
tant plus active et plus prompte dans ses effets,
elle est moins dangereuse, a été employée avec
succès par les chirurgiens les plus distingués.

Richter a employé le cautère actuel contre un
polype qui ne pouvait être détruit par aucun autre
moyen ; il l'a employé avec l'intention d'attaquer
en même tems, et d'une seule fois, toute la tumeur, de l'enflammer et de la convertir en pus.

Pour cela, il plongea à travers son épaisseur, et dans la longueur de deux pouces, une aiguille rougie au feu. Le malade éprouva de fortes douleurs de tête et un peu de fièvre. Chaque jour on lui injecta, dans la cavité nasale, un liquide émollient, et tant que durèrent les douleurs et la fièvre, on employa des remèdes adoucissans et calmans. Un écoulement de pus considérable diminua peu à peu la masse du polype, et le malade put respirer librement par les narines. (*C. G. Kühn, Opusc. acadèm. mèd. et philolog.*, vol. 1, pag. 381.)

Callisen a vu un polype nasal qui, à cause de l'affaiblissement du malade et de la crainte d'une hémorragie, ne pouvait être ni lié, ni arraché, et qui fut complètement détruit par la cautérisation (*Ibid.*). On en trouve beaucoup d'autres exemples analogues dans les auteurs.

3°. *De l'Excision.* — L'excision ne convient pas seulement aux polypes situés près de l'ouverture des narines, elle convient encore pour emporter de très-gros polypes qui remplissent toute la fosse nasale, et qui s'insèrent à son orifice postérieur, comme le prouve la septième observation de Ledran. Pour l'exécuter, on saisit la tumeur avec des pinces crochues, comme celles de Museux. On la tire à soi de manière à tendre son pédicule, et l'on tâche de le couper avec un bistouri étroit, boutonné, ou simplement tronqué ; après quoi l'on tire au dehors la partie réséquée. Si l'on n'a emporté

qu'une portion de la tumeur, on recommence
pour emporter le reste. On ne doit pas craindre,
dans ce cas, d'exciser avec la tumeur une petite
portion de la membrane nasale. Quand on emploie
l'excision pour un polype saillant dans le pharynx,
on la pratique avec des ciseaux courbes, longs et
forts, soit en incisant le voile du palais, soit sans
l'inciser. Si l'on veut réséquer un polype fixé vers
les ouvertures postérieures du nez, il faut introduire, comme le fait Ledran, des ciseaux par
les narines et les diriger avec les doigts d'une
main par le pharynx. Un chirurgien ingénieux
modifie à propos tous ces principes.

M. Wathely, chirurgien de Londres, dans un
cas de polype volumineux, développé dans les
fosses nasales, et qu'il ne pouvait détruire ni par
l'arrachement, ni par la ligature, à cause de la
largeur de son pédicule, employa le procédé
suivant. Une ligature étant préalablement placée
autour du polype, il introduisit par le nez un
bistouri garni d'une gaine. Ce bistouri offrait
à sa pointe une ouverture par où passait un
bout de la ligature, tandis qu'un aide maintenait
l'autre et guidait la marche de l'instrument. De
cette manière, il parvint à porter son bistouri
immédiatement sur le pédicule du polype ; puis
l'excisa peu à peu. La surface excisée de la tumeur avait, dans son plus grand diamètre, deux
pouces, et dans son plus étroit, un pouce trois
huitièmes (*Medic. Surgic. Journal of Edimburg,
octob.* 1805.)

L'excision peut être suivie d'hémorragie et même
d'hémorragie abondante, qui se fait à flots pré-
cipités par le nez et par la bouche, immédiatement
à la suite de l'ablation d'un gros polype. Cette hémorragie effrayante pour une personne étrangère
aux opérations, s'arrête ordinairement avec facilité; on en peut voir des exemples frappans dans
la fameuse observation de Manne, dont je parlerai
plus bas, aux méthodes composées. Le sang s'arrête par un tamponnement fait à la manière de
Ledran (*Obs. de chir.*, *Obs.* 7.); ou à la manière de J.-L. Petit (*Trait. des mal. chirur.*, t. 2,
p. 126.), ou enfin de l'une des manières dont
on le fait maintenant. On peut y joindre, si l'on
veut, l'emploi de poudres styptiques.

4°. *De l'Arrachement.* — L'arrachement est
une opération convenable pour les polypes dont
le pédicule est étroit et facile à saisir. On se sert,
pour la pratiquer, de pinces droites ou courbes,
dont les mors alongés et fenêtrés sont hérissés de
dents qui se croisent, et dont les deux branches
sont réunies, ou séparables comme celles d'un
forceps, d'après l'idée de Richter.

Ces dernières sont destinées particulièrement
aux polypes volumineux qui ne permettraient pas
l'introduction des autres dans le nez.

Le malade étant situé convenablement, le chirurgien introduit ses pinces, graissées d'huile, jusqu'au point où il sait, ou sur lequel il soupçonne
qu'est attaché le pédicule; il serre la pince et lui

imprime un mouvement de rotation sur son axe,
pour tordre et arracher le polype qu'il entraîne
au-dehors.

Alors tantôt le polype n'est arraché qu'en partie et il faut recommencer jusqu'à ce qu'on ait
tout arraché, tantôt au contraire, la masse entière
du polype a été emportée du premier coup. Un
semblable succès est rare dans le cas où le polype
est un peu volumineux.

Lorsque le polype est surtout saillant dans la
gorge, sans être visible par les narines, il faut
l'attaquer avec des pinces courbes, portées par la
bouche derrière et au-dessus du voile du palais.
On conçoit que l'opération est alors beaucoup
plus difficile, surtout si, comme on le voit quelque fois, le pédicule est dur et fibro-cartilagineux.
L'exicision peut seule, dans ce cas, débarrasser le
malade.

On trouve dans la dissertation, déjà citée plusieurs fois, de Sussius, l'histoire d'un polype nasal
qui fut arraché avec succès, au moyen d'une
pince recourbée, à mors creusés à la manière du
bec d'oie figuré par Scultet, dans son *armamen-
tarium*. Ce cas de polype est d'ailleurs intéressant
par sa structure mixte qui était telle, que, si l'on
en croit l'observateur, il était transparent, à son
centre seulement, où l'on trouvait un liquide laiteux. On trouve dans les auteurs beaucoup d'autres exemples de polypes arrachés par la gorge,
avec des pinces courbes. On en trouve aussi où
l'arrachement a été vainement tenté, par suite de

la solidité cartilagineuse dn pédicule de la tumeur.

On n'arrache pas les polypes par des tractions seulement, on y parvient encore, comme l'ont fait Morand et Sabatier, en les poussant alternativement en arrière et en avant. On emploie ce procédé lorsqu'ils sont placés trop profondément ou trop haut et qu'on ne peut les saisir facilement avec des pinces. Mais généralement ce procédé peut être remplacé, avec avantage, par celui de M. le professeur Dupuytren. Il consiste à aller saisir le polype avec une pince, tandis que les doigts d'une main, introduits dans le pharynx, en dirigent l'action et placent, pour ainsi dire, le polype entre les deux mors de l'instrument.

Dans des cas de polypes volumineux, l'opérateur s'est quelquefois vu forcé d'inciser l'aile du nez, ou le voile du palais, pour pouvoir faire l'extraction de ces tumeurs ou les exciser. M. Robertson, chirurgien du dispensaire de Kelso, s'est trouvé dans le premier cas, pour extraire un polype du nez. (*Medic. surg. Journ. of Edimburg*, 1827). Manne s'est trouvé dans le second, pour un polype dont nous parlerons plus bas.

L'hémorragie est plus rare et moins abondante à la suite de l'arrachement, qu'à la suite de l'excision. On lui oppose, d'ailleurs, les mêmes moyens et à peu près avec le même succès.

5°. *Du Déchirement.* — Cette méthode consiste à passer, du nez dans la bouche, une ficelle garnie de nœuds, ou un stylet d'argent très-flexible, couvert d'un fil de laiton tourné en spirale, et à scier, pour ainsi dire, par un mouvement alternatif en avant et en arrière, le pédicule du polype. Cette méthode est si vicieuse qu'on n'y a jamais recours.

6°. *Du Séton.* — On l'emploie par fois comme Ledran, pour achever de détruire, par l'inflammation ulcérante et suppurante, le pédicule ou les débris d'un polype partiellement détruit par les caustiques, l'excision ou l'arrachement.

On l'emploie encore pour détruire en entier, par le même mécanisme, un polype que l'on traverse d'outre en outre.

Dans le premier cas, on entraîne à chaque pansement le séton dans le nez, au moyen d'un fil passé de la bouche dans les narines; on l'en retire au moyen de l'extrémité du fil qui sort par le nez et qui embrasse, par un nœud solide, les deux extrémités du séton et le tient tendu.

Dans le second cas, on porte le séton à travers le polype au moyen d'une grosse aiguille droite ou un peu courbe, et le plus près possible du pédicule de la tumeur.

7°. *De la Ligature.* — Cette opération ne peut être employée contre un polype dont le pédicule serait d'une largeur extrême ou d'une dureté cartilagineuse, et on n'y a guère recours que pour les polypes placés profondément dans les

fosses nasales. Cependant, la pusillanimité de
certains malades peut obliger de la mettre en
usage contre des polypes implantés près des narines.

Dans ce dernier cas, si le polype est attaché sur
l'un des côtés des fosses nasales, on peut embrasser son pédicule en le contournant de haut en
bas, avec une sonde de Belloc, dont on fait
sortir le ressort au-dessous pour l'y saisir, l'attirer à soi et y attacher un fil, que l'on entraîne autour du pédicule et qu'on engage ensuite dans un serre-nœud, afin d'étrangler à vo-
lonté la tumeur. On pourrait arriver au même
but avec une fine sonde de gomme élastique, ou
l'aiguille d'Heister fenêtrée vers la pointe.

Lorsque le polype est profond, on glisse la
sonde de Belloc, ou même une simple sonde de
gomme élastique, le long du plancher des fosses
nasales, jusque dans le pharynx; parvenu là on
saisit, avec les doigts ou des pinces, l'extrémité de
la sonde de gomme élastique, pour l'amener dans
la bouche. Quand on se sert de la sonde de
Belloc, on en pousse le ressort d'avant en arrière
dans la canule, de manière à l'obliger de se dé-
ployer dans la bouche en suivant et prolongeant
la courbure de la sonde. Quel que soit d'ailleurs
l'instrument dont on s'est servi, on y attache un fil
qui porte lui-même à son extrémité un long anneau de fil fort et ciré, ou mieux encore un long
anneau de fil métallique, ou de corde à boyau,
comme le propose le professeur Boyer. Alors

on ramène le premier fil par le nez, jusqu'au
dehors, au moyen de la sonde, et on attache
un autre fil à l'extrémité buccale de l'anneau,
pour le ramener par la bouche et recommencer
de nouvelles tentatives, si l'on ne parvient pas à
embrasser d'abord le polype avec l'anneau.

Les choses en étant là, l'opérateur tire à lui,
d'une main, l'anneau de fil, par le nez, tandis qu'il
le dirige et l'ouvre, de l'autre main, avec les doigts
introduits dans le pharynx, de manière à lui faire
embrasser le pédicule du polype. S'il réussit, il
s'en aperçoit bientôt à la résistance qu'il éprouve
à tirer l'anneau hors des fosses nasales, par les narines; s'il ne réussit pas, il doit le ramener par la
bouche pour recommencer ses tentatives.

Si cependant ses insuccès tenaient à ce que, le
polype étant attaché sur les parties latérales des
ouvertures postérieures du nez, il ne peut faire
passer un des côtés de l'anneau au-dessus et l'autre au-dessous du pédicule de la tumeur, il devrait
recourir à la sonde de Belloc, pour amener successivement, de la bouche dans le nez, les deux
extrémités d'un fil dont l'une passerait par dessus
et l'autre par dessous ce pédicule; et alors que ce
fil embrasserait dans son anse le pédicule du polype et que ses deux extrémités sortiraient par le
nez, il devrait les engager dans un serre-nœud,
pour étrangler la tumeur. On a plusieurs espèces
de serre-nœud. Celui de Dessault est une tige métallique portant un anneau soudé à angle droit à
son extrémité interne, tandis qu'elle est fendue en

deux branches à son extrémité externe. Une simple canule étroite, garnie d'un léger rebord à ses deux extrémités, ou bien enfin, une série de grains de chapelet, percés d'un trou, peuvent très-bien servir de serre-nœud. Pour les mettre en usage, on engage dans le serre-nœud, dans la canule ou dans les grains de chapelet, les deux fils de l'anse ou de l'anneau qui embrasse le polype, on pousse ces instrumens contre son pédicule, tandis que l'on tire les fils à soi. Quand l'étranglement est porté aussi loin qu'on le désire, on fixe ces fils en les enroulant autour de l'une ou des deux branches de la tige métallique fendue, autour de l'extrémité de la canule, ou autour du fil lui-même, entre les deux derniers grains de chapelet, suivant l'instrument dont on a fait usage. On les fixe, en un mot, d'une manière quelconque facile à imaginer.

Quel que soit l'instrument dont on s'est servi, on le laisse à demeure dans les fosses nasales, pour resserrer la ligature, à mesure qu'elle se relâchera par la section du pédicule. On doit alors recommander au malade de se tenir dans une position qui puisse permettre au liquide putride de s'écouler librement au-dehors, au lieu de tomber dans la gorge.

On peut aussi, pour éviter que le polype n'y tombe lui-même, au moment où il sera coupé, le traverser d'un fil, au moyen d'une aiguille, afin de le retirer au dehors au moment de sa chute.

Quelle que soit la méthode que l'on ait adoptée, on ne reconnaît qu'un polype est détruit entière-

ment, que lorsque le malade respire avec une entière liberté par la narine affectée, et qu'on s'est
assuré soi-même de la destruction de la tumeur,
au moyen du doigt, de la sonde ou du stylet. Quelque considération que j'aie pour mon savant com-
pétiteur, M. Velpeau, je ne pense pas que, si rien
n'arrête le passage de l'air, il soit inutile de chercher
plus long-tems à s'assurer de la destruction du polype (*méd. opérat.*, t. 2, p. 116); car lorsqu'un polype a dilaté la fosse nasale et qu'une bonne partie
en est emportée, la respiration peut se faire par
une ouverture plus large et être plus libre qu'elle
ne l'a jamais été.

8°. *De la Compression.* — M. Lamauve, médecin à Rouen, a proposé la compression comme
un moyen curatif des polypes. En supposant que
cette méthode pût réussir quelquefois, je crois
que la gène qu'elle causerait, le long traitement
qu'elle exigerait, en feraient un moyen peu avan-
tageux. Voici, au reste, le fait que ce médecin
rapporte à l'appui de cette méthode.

Un homme de trente ans, portait, depuis quatre
ans, des végétations polypeuses dans la narine
gauche. M. Lamauve pratiqua le tamponnement
de cette cavité, au moyen de bourdonnets fixés
dans l'arrière-bouche et dans la narine, avec des
fils arrêtés à côté du nez : après un mois de ce
traitement, dit-il, les excroissances ont disparu,
la narine est devenue libre et la respiration facile.
(*Hist. de la soc. méd. de Montpellier*, t. 4, p. 129).

Méthodes mixtes ou composées. — J'appelle ainsi les opérations dans lesquelles on emploie en même tems plusieurs des méthodes précédentes. On les met en usage contre de petits et de gros polypes, mais plus fréquemment contre les der-- niers que contre les premiers.

1°. Les anciens ont souvent employé de concert la dessication et la cautérisation par des poudres caustiques, ou même par le fer rouge, pour détruire un polype.

2°. A la suite de l'excision, on a fréquemment mis en usage les astringens, les caustiques ou le cautère actuel, pour arrêter une hémorragie ou détruire plus sûrement les restes d'un polype.

3°. On peut aussi avoir recours au séton, à la suite de l'excision ou de l'arrachement, pour détruire ses débris par l'inflammation ulcérante et suppurante.

C'est ce que fit Ledran, dans un cas assez grave, où il n'avait extrait que fort imparfaitement le polype. Ce pansement dura une vingtaine de jours et occasiona une très-grande suppuration. Quand j'eus emporté, dit-il, le reste du polype, je quittai le suppuratif et lui substituai une eau dessicative où il entre la couperose et le vert-de-gris. Enfin, au bout d'un mois le malade sortit de la Charité, paraissant entièrement guéri. (*Obs. de chir,* 1731, *6ᵉ observation.*)

Dans un autre cas, plus grave encore, où le polype était fibreux et sortait à la fois par le nez, où il s'élargissait en champignon, et par la gorge en-

repoussant le voile du palais de manière à le fléchir en avant à angle droit, Ledran excisa, d'a-
bord, les parties antérieure et postérieure du polype,
avec de forts ciseaux courbes; puis, au moyen de
ciseaux droits, introduits d'une main par la narine et guidés avec les doigts de l'autre main dans
la gorge, il en coupa le pédicule, implanté en dedans de l'apophyse ptérygoïde ; enfin il termina
en extrayant le polype réséqué. Il acheva la cure
au moyen de son séton enduit de caustiques et
au moyen d'injections de même nature : le malade fut guéri au bout de deux mois.

Il n'est pas rare de voir un chirurgien commencer par exciser une grande partie d'un polype
volumineux, pour l'arracher ensuite. Sussius cite
une observation de Jac. Anton. de Lupis qui enleva un polype énorme par l'excision et l'arrachement. On en trouve beaucoup d'exemples dans
les auteurs, mais on ne peut rien lire de plus
curieux à cet égard que l'observation du polype
extrait par Manne d'Avignon, dont l'histoire est
textuellement rapportée dans Levret. (*Loco cit.*,
p. 326.) Soit que ce polype fût trilobé ou qu'il y
eût trois polypes réunis, ce cas n'en est pas moins
extraordinaire par le volume énorme de l'ensemble, par les hémorragies nombreuses qui accom-
pagnèrent son existence, par les opérations sages
et hardies d'excision et d'arrachement que le chirurgien conçut et exécuta avec une adresse digne
de son courage.

Je regrette que la longueur de cette belle opé-

ration ne me permette pas de la rapporter. Dans
des cas semblables à celui pour lequel Manne pratiqua cette opération, il n'y a pas de règles à tracer : il faut à l'opérateur beaucoup de savoir, de
courage et d'adresse ; il lui faut, en un mot, le
génie de son art.

Des Polypes du sinus maxillaire.

La membrane muqueuse du sinus maxillaire
donne souvent naissance à des tumeurs polypeuses. Cependant, quoiqu'elle semble devoir, dans
ses phénomènes morbides, présenter plus d'analogie avec la pituitaire qu'avec aucune autre des
muqueuses, on n'y voit point, du moins nous
n'en connaissons pas d'exemple, se développer ces
polypes muqueux, qui semblent spécialement ap-
partenir aux fosses nasales. Mais on y trouve des
polypes fongueux et charnus, que nous réunissons
ici, parce qu'il est souvent difficile de distinguer
ces deux espèces dans les descriptions des auteurs,
et parce que la nature en forme parfois des polypes mixtes (*voy*. observations 8, 25, 26, 28, 29,
30) ; des polypes fibreux, comme une observation
de M. Dupuytren (obs. 31) nous en fournit un
exemple ; des polypes même qui peuvent prendre
partiellement ou en totalité la consistance cartilagineuse (obs. 27).

Les causes de cette espèce de polypes sont obs-
cures, comme celles des autres productions du
même genre. On en a vu se développer à la suite

de contusions sur la face, et après avoir été pré-
cédés de symptômes qui semblent ne laisser aucun doute sur la transmission du mal de l'ext é
rieur à l'intérieur du sinus (obs. 7). On en a vu
survenir à la suite d'une maladie des dents, qui
paraissait avoir gagné les alvéoles et puis le sinus
lui-même, la maladie dentaire ayant de bien
long-tems précédé l'apparition des symptômes du
côté du sinus maxillaire (obs. 25). Mais le plus
souvent le mal apparaît sans qu'aucune cause appréciable puisse en rendre compte.

Les symptômes de cette affection sont nuls
dans les premiers tems. Ils ne commencent à se
manifester que quand le mal a déjà acquis un assez grand développement : alors surviennent la
sensation de gène, de pesanteur et de distension,
la douleur, dans la région du sinus ; les hémorragies fréquentes et l'écoulement de sanie par le
nez ; mais ces symptômes, n'étant pas propres à
cette maladie, ne sauraient la faire reconnaître.
Ensuite apparaissent, par les progrès de la maladie, des symptômes plus caractéristiques. Le polype écartant dans tous les sens la cavité du sinus,
la joue devient saillante, la bouche se déforme,
la voûte palatine se déprime, les dents de ce côté
s'ébranlent et tombent, l'œil est comprimé ou
chassé en avant, la cavité nasale est rétrécie, les
voies lacrymales oblitérées laissent écouler les larmes sur la joue, parfois l'os maxillaire est fracturé ; enfin, la tumeur s'échappe du sinus, et
vient faire saillie, soit dans le nez, soit dans la

bouche, par l'alvéole d'une dent (*Obs.* 26, 27, 29, 30), soit dans un autre point, après avoir perforé l'os (*Obs.* 31). A ces caractères, il n'est plus possible de méconnaître la maladie ; mais, jusque là, son diagnostic était incertain ; car tous les autres symptômes peuvent être produits par une hydropisie du sinus, ainsi que le prouve l'observation suivante :

Un jeune homme de seize à dix-huit ans, portait depuis son enfance une petite tumeur à la base de l'apophyse montante de l'os maxillaire. A la suite d'une chute, cette tumeur acquit un grand développement ; le plancher de l'orbite était soulevé, la voûte palatine fort déprimée, la fosse nazale était presque entièrement effacée, et le nez déjeté du côté opposé ; vers la fosse orbitaire, il y avait une éminence surpassant de près de quatre centimètres le niveau de la joue. M. Dubois appela en consultation Sabatier, Pelletan et le professeur Boyer : tous diagnostiguèrent un fongus du sinus maxillaire ; l'ouverture de cette cavité fut pratiquée, et l'on n'y trouva qu'une simple hydropisie (*Boyer, Traité des Malad. chirurg.*, t. 6, p. 140).

On a pris aussi pour un polype du sinus une tumeur enkystée des fosses temporale et zygomatique, qui déjetait l'arcade zygomatique, chassait l'œil de sa cavité, et donnait lieu à des douleurs parfois lancinantes. Mais il n'y avait point les autres symptômes d'un polype du sinus maxillaire. Néanmoins, ce n'est qu'après avoir perforé le sinus qu'on s'est aperçu de la méprise, et qu'on a reconnu la véritable maladie (*Obs. de Lesage, extr. du Rapport de MM. Ribes et Duval, dans Bullet, de la Fac. de Méd.*, t. 5, p. 258.).

Mais lors même que le polype s'est fait jour au dehors, et que la nature de la maladie est évidente, on peut encore méconnaître son origine quand les autres symptômes manquent ou sont peu prononcés, et cela n'est pas sans exemple.

Une femme de trente-neuf ans, avait une tumeur indolente et dure au grand angle de l'œil gauche, de la gène au passage de l'air dans la narine de ce côté : on y reconnaît un polype. Les deux tumeurs, celle de l'angle oculaire et celle du nez, sont enlevées successivement, chacune deux fois. Nouvelle récidive avec symptômes plus graves; mort. Le mal venait du sinus maxillaire en partie détruit, et se prolongeait sous l'arcade zygomatique et vers l'angle de l'œil, où il formait une tumeur presque double de la portion contenue dans le sinus. Il n'y avait rien dans la narine (*Obs. de Doublet, dans le Mém. de Bordenave, Mém. de l'Acad. de Chir.*, t. 13, p. 393, édition in-12).

Le pronostic de cette maladie est assez grave; car si, dans certains cas, elle peut être guérie par l'art, dans d'autres elle fait des progrès tellement rapides et tellement funestes qu'elle est promptement au dessus de toute ressource ; ou bien, malgré l'emploi des moyens les plus rationnels, elle dégénère plus ou moins rapidement en un cancer qui envahit les parties molles et les os et entraîne inévitablement le malade. (*Voyez* les obs. de la première partie déjà citées.) Quand la maladie est reconnue et qu'elle n'est pas au dessus des ressources de l'art, il faut agir promptement et l'attaquer avec énergie. Les consomptifs, les corrosifs que l'on employait autrefois, quand la tumeur s'échappait de la prison ouverte par ses efforts , sont des moyens trop souvent dangereux pour que leur emploi n'ait pas été banni de la pratique. La seule méthode rationnelle que la chirurgie employe aujourd'hui pour détruire cette affection est une méthode mixte. Elle ouvre le sinus ou en agrandit l'ouverture, elle excise, arrache la tumeur et en cautérise les restes. En quel lieu doit être faite l'ouverture ? Quand la tumeur s'est frayée elle-même une issue au dehors, soit par l'arcade alvéolaire, soit par la paroi antérieure du sinus , il faut se borner à agrandir cette perforation. S'il n'y en a pas, il faut en pratiquer une, en choisissant de préférence les points où la paroi du sinus est le plus proéminente et le plus amincie, et en l'absence d'une disposition qui indique un point plutôt qu'un autre, ceux où elle est le plus accessible aux instrumens. Ainsi, on peut, en soulevant la lèvre, et incisant la commissure, s'il est nécessaire, ouvrir le sinus dans la fosse canine, à la manière de Dessault, ou bien immédiatement au-devant du bord inférieur de l'éminence malaire, et non au-dessous , comme le voulait Lamorier, parce qu'il est plus difficile d'y appliquer l'instrument et que l'os y a plus d'épaisseur. On peut faire cette perforation comme Dessault, avec un trépan perforatif pointu, auquel on fait succéder un autre perforatif mousse et tronqué, et on finit d'agrandir l'ouverture avec un instrument courbé en forme de serpette. Mais on peut très-bien aussi, au moins dans la plupart des cas, la pratiquer avec un petit couteau lenticulaire ou un scalpel fort. D'ailleurs il faut toujours que l'ouverture soit assez grande pour ne pas gêner l'action des instrumens.

La tumeur découverte, on l'arrache avec une pince à polypes, ou on l'excise avec des ciseaux courbes sur le plat. L'ablation de la tumeur étant faite, on cherche avec le doigt s'il n'en reste pas quelque portion, ou s'il n'y en aurait pas une seconde. Puis, quand on est certain que le mal a été totalement emporté, on doit cautériser avec le plus grand soin la cavité malade du sinus, afin que rien ne puisse reproduire l'excroissance. On s'est servi plusieurs fois avec succès des caustiques, mais on doit leur préférer toujours le cautère actuel, à moins que des circonstances particulières ne s'y opposent. Cet emploi du cautère est très-important, car il resterait souvent en quelques points des fongosités mollasses, insaisissables pour la pince, et qui pourraient être le germe d'une nouvelle tumeur.

Quand le sinus est débarrassé des escarres produites par l'opération, s'il ne doit point y avoir de récidive de la tumeur, il se développe des bour-

geons charnus de bonne nature, qui remplissent
peu à peu la cavité ; ses parois se resserrent et l'ouverture finit par se refermer complètement, mais
quelquefois seulement au bout de plusieurs années.

Polypes des sinus frontaux.

Ils sont fort rares et nous n'en connaissons que
trois exemples. L'un, rapporté par Levret, remarquable par la simultanéité de sept tumeurs de ce
genre dans plusieurs cavités de la face, a été cité
dans les polypes du nez. Un autre a été placé dans
la première partie de cette Thèse (obs. 21). Nous
allons rapporter le troisième :

*Examen cadavérique d'un polype fongueux
développé dans le sinus frontal droit.* — Ce fongus paraissait naître du sinus frontal droit :
de là il s'étendait dans l'orbite et dans le sinus maxillaire , remplissant ces deux cavités.
On a enlevé une portion de l'arcade orbitaire,
l'éthmoïde, l'os unguis, les os du nez et l'os maxillaire. Ces os étaient très-ramollis. La membrane
sclérotique était la seule chose qui restât de l'œil.
Le nerf optique était jaune, ramolli et d'un pouce
plus long que dans son état normal. La tumeur
était élastique et spongieuse à son centre ; à l'extérieur, elle était d'une substance médullaire,
mollasse, contenant de petites cellules qui renfer-

maient du sang grumeleux, un peu noir. (*The Lancet;* 1829-30, t. 1, p. 357, *London.*)

Ce polype, comme celui du sinus maxillaire, peut rester long-tems inconnu à cause de sa situation dans une cavité osseuse. Il peut, sans avoir déterminé aucun symptôme vers le lieu qui lui donne naissance, descendre dans les fosses nasales et simuler un polype de ces cavités. Alors il serait inévitablement traité comme un polype du nez, et quoique ce traitement pût ne pas suffire à la guérison, la chirurgie ne saurait lui en opposer d'autre, ignorante qu'elle serait de la véritable origine de la tumeur. Mais si, comme dans le cas de l'observation 21e, la maladie, écartant les parois du sinus, déterminait à la racine du nez, une tumeur plus ou moins considérable, accompagnée ou non de douleurs vives, la chirurgie saurait que faire. Alors, si un polype était reconnu dans les fosses nasales, lors même que cette tumeur, remontant très-haut, ne permettrait pas d'arriver à sa racine, il faudrait, en tout cas, en pratiquer l'avulsion, aussi complète que possible, parce qu'un polype du nez poussant une branche dans les sinus frontaux, pourrait y produire les mêmes symptômes et les mêmes accidens qu'un polype de ces cavités. Si, après cette opération, il restait, dans la région des sinus, de la douleur, une tuméfaction croissante, ou si aucun polype n'avait été trouvé dans le nez, alors il faudrait, par une incision en T, mettre l'os frontal à découvert et y appliquer le trépan pour ouvrir sa cavité ; et puis arracher l'excroissance, ou, si elle tenait par une trop grande étendue à l'intérieur de l'os et que l'arrachement fût impossible, la détruire, soit par les caustiques, soit par la cautérisation. Mais l'emploi de ces derniers moyens exigerait les plus grandes précautions, à cause du voisinage du cerveau et de la minceur de la table interne du sinus.

Il est vrai qu'un abcès, ou une hydropisie du sinus, pourrait soulever sa paroi antérieure, et déterminer ainsi les mêmes symptômes que le polype : mais, l'indication étant parfaitement la même dans les deux cas, l'opération serait également utile, et le malade n'aurait point à souffrir de l'erreur de diagnostic.

Il est bien vrai encore que la persistance des accidens, après l'avulsion d'un polype du nez, pourrait tenir ou à ce que sa racine n'aurait pu être complètement détruite et nourrirait encore le prolongement envoyé dans le sinus, ou à ce que ce prolongement y aurait contracté des adhérences au moyen desquelles il s'alimenterait : mais, dans le dernier cas, on aurait à traiter alors un véritable polype du sinus ; dans le premier, l'opération serait encore également indiquée pour faire cesser les accidens.

Polypes du sac lacrimal.

Le polype du sac lacrimal est une affection excessivement rare. Nous n'en connaissons qu'un seul exemple, puisé dans la clinique du professeur Walther, et qui se trouve dans la dissertation inaugurale de Frid.-Hub. Neiss (*de fistulâ et polypo sacci lacrymalis; Bonnæ*, 1822). Elle a été reproduite dans la collection des *Script. Ophthalm. minores, edit. Justo Radio*, t. 2. Nous allons rapporter cette observation avec quelque détail à cause de sa rareté.

Sybille Giesen, âgée de trente-deux ans, avait eu la teigne dans son enfance, et depuis elle avait été affectée d'une cardialgie qui la tourmentait très-souvent. Elle avait été réglée à dix-huit ans, et l'écoulement mentruel s'était toujours fait régulièrement. Il y avait quatre ans qu'elle avait été prise, pendant l'été, d'un coryza, dont elle souffrait au moindre refroidissement ; puis cette affection se compliqua d'un larmoiement insolite et très-incommode, auquel vint se joindre ensuite une inflammation du sac lacrymal. La maladie augmenta insensiblement, et il s'y joignit une tumeur au grand angle de l'œil, avec une forte tuméfaction érysipélateuse de la paupière inférieure et de tout le côté de la face correspondant. Cette tuméfaction se dissipa peu à peu ; mais le sac resta malade, offrant une tumeur dure, un peu sensible au toucher, et dont la compression faisait sortir du mucus puriforme, d'abord par la narine et par les points lacrymaux, puis seulement, par cette dernière voie et surtout par le point lacrymal inférieur.

Pendant les trois dernières années, l'inflammation du sac persista, avec de fréquentes exacerbations, mais sans jamais donner lieu à un abcès. Enfin, depuis six mois, la tumeur du sac ne disparaissait plus entièrement sous la pression. La malade y sentait sous son doigt une petite masse globuleuse, un peu dure et bien distincte du reste de la tumeur. Elle vint réclamer les secours de M. de Walther. L'écoulement muqueux par les points lacrymaux et le rétrécissement du canal, étaient faciles à constater. On sentait sous les tégumens du sac une tumeur assez ferme, arrondie et rénitente, que l'on pouvait librement mouvoir presque en tout sens. Elle était plus dure qu'une simple tumeur lacrymale, un peu douloureuse au toucher. Elle persistait sous la compression et ne diminuait que fort peu, pendant qu'il s'échappait à peine quelques gouttes de mucus purulent par les points lacrymaux. Quelle était donc la nature de cette tumeur? Un calcul eût présenté plus de dureté. Walther soupçonna un polype.

L'incision du sac fut pratiquée. Il s'échappa d'abord une assez grande quantité de mucus purulent mêlé avec des larmes, puis apparut un polype globuleux, du volume d'une petite aveline, inséré par un pédicule mince à la paroi antérieure du sac, dont il remplissait en grande partie la cavité, bien mobile et d'une structure assez ferme, comme sont les polypes du nez auxquels on a donné le nom de sarcomateux. On le saisit avec une pince, et son pédicule fut coupé avec des ciseaux. Le sang s'arrêta par des affusions d'eau froide, et puis le rétrécissement du canal fut traité par des mèches, et la malade était complètement guérie au bout de quatre mois.

Le polype, incisé, n'offrit point de cavité intérieure ; il présentait une masse uniforme, homogène, sans apparence de fibres, et qui ne semblait formée que par la matière albumineuse et la substance colorante du sang.

Avec une seule observation sur une maladie dont on ne connait pas d'autre exemple, nous n'essaierons pas d'en tracer une histoire complète. Cependant comme elle peut se présenter encore, et que, n'étant décrite nulle part, elle pourrait embarrasser un praticien, nous allons tâcher d'indiquer les maladies avec lesquelles il serait possible de la confondre, les caractères qui la distinguent et les moyens à y opposer.

Sans doute, on ne prendra pas pour un polype, une inflammation aigue du sac, ou l'abcès qui la suit promptement. Sans doute, on ne le confondra pas non plus avec une hydropisie du sac, ou une tumeur lacrymale qui se viderait complètement par la compression. Sans doute, enfin, on ne le confondra pas avec une hernie du sac lacrymal, qui pourrait être réduite avec bruit et sans laisser aucune tumeur dans la fosse lacrymale, comme dans le cas qu'en a observé Walther (Neiss, *thèse citée plus haut*) , ce qui ne veut pas dire qu'une pareille affection, d'ailleurs aussi rare que le polype lui-même, serait toujours aussi simple. Mais serait-il toujours également facile de distinguer un polype peu volumineux encore, et surtout un polype muqueux, compliqué de catarrhe du sac lacrymal, d'avec une simple tumeur lacrymale ? Serait-il toujours facile de le distinguer d'une tumeur du sinus maxillaire ou des fosses nasales, envoyant un prolongement vers l'angle interne de l'œil, comme dans l'observation de Doublet citée plus haut, ou s'insinuant même dans le sac lacrymal, comme on l'a vu dans un cas rapporté par Manne (*Voyez Levret, observ. sur la Cure radicale, etc.*, p. 371.) Et si le polype était très-dur, cartilagineux, comme nous en avons cité des exemples pour d'autres points du corps, comment serait-il possible de le différencier d'un calcul ?

Il est vrai que, dans la plupart des cas, il devra présenter à peu près la même sensation qu'une tumeur enkistée, cachée dans le tissu cellulaire sous-cutané ; mais aussi une tumeur de ce genre, qui se développerait au devant du sac, pourrait offrir les mêmes symptômes que le polype et se confondre avec lui.

En général, quand le polype aura acquis un certain volume, on ne le confondra pas avec la tumeur lacrymale, surtout si l'on a la précaution de faire des injections dans le sac, pour délayer le mucus épaissi qui pourrait s'y être amassé. Et si, après cela, il restait encore quelque incertitude, et que la liberté du canal ne se fût pas rétablie, l'incision lèverait tous les doutes;

et elle serait pratiquée sans inconvénient, car elle conviendrait également dans l'un et l'autre cas. Mais, avant de la faire, il faudrait bien examiner si les fosses nasales sont libres, et s'il n'y aurait pas dans le sinus maxillaire quelqu'affection dont l'autre ne serait qu'un symptôme; ou bien si la tumeur ne siégerait pas en dehors des voies lacrymales. Si on doutait de son siége intérieur ou extérieur au sac, il faudrait, pour s'en asurer, inciser d'abord seulement la peau. Si l'on avait quelque doute qu'elle pût venir d'ailleurs, il faudrait encore inciser, et cette opération, de nulle gravité, pourrait servir, si elle ne recontrait pas un polype du sac, à éclairer le diagnostic d'une affection plus grave.

Quant à la confusion possible, entre un polype cartilagineux ou osseux et un calcul, elle est de nulle importance, car l'un et l'autre réclament la même opération.

Le traitement devra toujours consister, après avoir incisé le sac, à enlever la tumeur qui s'y serait développée; et l'excision est le procédé qui, généralement, conviendra. Il sera toujours utile ensuite de maintenir l'ouverture pendant quelque tems, pour prévenir la récidive, ou pour la combattre si elle se présentait.

Des Polypes du pharynx.

Beaucoup de tumeurs polypeuses peuvent se montrer dans le pharynx, qui n'appartiennent pas à cette cavité. On en trouve, dans les autres points de ce travail , de trop nombreux exemples pour que nous ayons besoin d'en citer ici.

Ces tumeurs y viennent tantôt des fosses nasales, tantôt, par les fosses nasales, des sinus frontaux ou maxillaires, parfois même de l'œsophage. Nous ne devons nous occuper ici que des polypes développés dans le pharynx lui-même.

Tantôt leur racine est implantée sur les côtés de l'ouverture postérieure des fosses nasales, au bord de la voûte palatine, ou au voile du palais ; tantôt c'est à la base du crâne , à la paroi postérieure du pharynx ou sur ses parois latérales, qu'ils sont insérés : M. Laugier a eu la bonté de me transmettre une note sur un malade actuellement dans ses salles , à l'hôpital Necker, et qui porte un polype inséré à la fois sur l'apophyse basillaire et au-devant des premières vertèbres du cou. D'autres fois enfin, ils se développent dans la partie inférieure de cette cavité, et, par exemple, sur la paroi postérieure du larynx, comme cela paraît avoir eu lieu dans notre observation 12°. Et suivant qu'ils se montrent ainsi à la partie supérieure ou à la partie inférieure de cette cavité, ils présentent quelques différences dans leurs symptômes.

Les polypes de la partie supérieure du pharynx donnent lieu à des symptômes que nous avons déjà décrits, à l'occasion des polypes du nez qui vont faire saillie dans cette cavité, et nous ne ferons que de les rappeler ici. C'est la gêne de la déglutition, produite, soit parce que la tumeur, reposant sur le voile du palais, rétrécit l'espace que traversent les alimens; soit parce que le volume du polype empêche le pharynx d'embrasser exactement, comme il doit le faire, le voile du palais, d'où peu résulter encore le retour par les fosses nasales d'une partie des liquides qui traversent l'isthme du gosier. C'est la gêne de la respiration qui est obligée de se faire en grande partie, sinon en totalité, par la bouche; c'est l'altération de la voix; et puis la dépression du voile du palais vers la langue; et puis l'apparition dans la gorge d'une tumeur visible à travers la bouche, et des envies de vomir ou des efforts de vomissemens; c'est encore la menace de suffocation qui survient quand la tumeur ferme l'orifice du larynx; et enfin, le déplacement de la langue qui peut être en partie chassée de la bouche, avec impossibilité plus ou moins absolue de prendre des alimens même liquides. Telle est la marche de la maladie abandonnée à elle-même.

Quand le polype siége à la partie inférieure du pharynx, les symptômes ne sont pas fort différens. Seulement la tumeur n'est pas visible à l'œil, ou elle ne le devient que dans certains momens, par des efforts de toux ou de vomissement qui peuvent la faire remonter, quand elle est allongée, jusque dans la bouche, tandis que, dans les autres instans, elle descend dans l'œsophage. C'est surtout la gêne de la déglutition et de la respiration qui se prononce : il peut même y avoir une toux habituelle, quand le polype irrite l'ouverture du larynx. Cependant, à cause de la position de la maladie, qui se dérobe aux yeux et peut même ne pas être atteinte avec le doigt, son diagnostic est plus difficile dans ce cas et demande plus d'attention.

Nous ne parlerons pas des symptômes généraux que peut offrir le polype du pharynx abandonné à lui-même, car il est probable que, dans tous les cas, avant qu'ils aient pu se développer, le malade aura péri de faim ou par suffocation.

Le prognostic de cette maladie est donc excessivement grave, si la chirurgie n'est pas appelée au secours du malade. En effet, on ne peut pas compter sur une guérison spontanée, quoique l'on en ait un exemple, dans le cas rapporté par M. Vimont, et où la tumeur fut arrachée et rejetée par un effort de vomissement. C'est un phénomène trop rare pour qu'il puisse donner aucun espoir. Le prognostic est très-grave encore dans certains cas, et tant à cause de la difficulté des opérations à pratiquer, que du danger dont elles peuvent être suivies, alors même que toutes les ressources de l'art peuvent être employées en faveur du malade.

On emploie, pour détruire les polypes du pharynx, comme pour ceux des fosses nasales, l'arrachement, l'excision et la ligature. Dans ces derniers tems, MM. Rigaud et Félix Hatin ont proposé des instrumens assez ingénieux et assez commodes pour porter la ligature sur ces polypes.

Mais on pourrait aussi, je pense, parvenir à les lier, quelle que fût leur position, au moyen des porte nœuds employés dans la ligature des polypes de l'utérus. Peut-être serait-on seulement obligé de les courber à leur extrémité, et d'en porter un par le nez, dans certains cas de polypes latéraux du pharynx très-élevés. Les seuls cas qui pourraient rendre la ligature impuissante, sont ceux où les polypes seraient à la fois insérés en haut et sur les côtés, ou sur la paroi postérieure du pharynx, comme chez le malade dont j'ai parlé plus haut, et dont je dois l'observation à la complaisance de M. Laugier.

Polypes du conduit auditif.

On trouve assez souvent des polypes dans le conduit auditif externe. Rarement ils prennent naissance sur la membrane du tympan ; c'est d'ordinaire sur la membrane qui tapisse les os ou le cartilage du conduit, mais presque toujours aussi assez profondément. Ces excroissances sont souvent muqueuses ou vésiculaires, quelquefois dures, charnues, très-vasculeuses et saignant facilement ; parfois ce sont de simples végétations fongueuses qui s'y développent par suite d'une altération dans les os environnans.

Ces polypes peuvent survenir après une violence extérieure ou une ulcération du conduit. On trouve dans les *Ephém. germ. cent.* 5 et 6., *obs.* 21, p. 221, l'histoire d'une excroissance fongueuse du méat auditif, qui avait au dehors le volume du poing, et qui envoyait en dedans un prolongement gros comme un œuf de poule. Elle remplaçait un ulcère sordide, survenu à la suite d'une violente chûte sur la tête. Elle repullula à la suite de l'emploi du fer chaud et des corrosifs, et amena la mort du malade. (*J.-G. Sussius*, *dissert. inaug. quâ polypus nasi. ... exponitur* ; — *A. H. Sporleder*, *dissert. inaug. de Polypo narium*, § 3.)

Ces poypes peuvent aussi exister dès la naissance, et, en quelque sorte, comme vice congénial.

Une fille, âgée de vingt-neuf ans, sourde depuis sa naissance, n'avait pu apprendre sa langue qu'au moyen d'un cornet dont se servaient ses parens. L'examen des conduits auditifs de cette malade montra qu'une excroissance polypeuse oblitérait chaque conduit. Ces polypes avaient un pouce sept lignes de long ; l'un avait trois pédicules, l'autre deux. M. Itard se détermina à les extirper ; pour y parvenir il porta sur une pince un nœud coulant, le fit glisser sur les branches de la pince et arriva ensuite jusqu'au pédicule du polype. Le nœud une fois serré, il pratiqua l'arrachement en tirant avec force sur le fil. Le même procédé fut employé pour le second polype. Il survint une hémorragie ; mais elle s'arrêta au bout de deux minutes. La malade tomba en syncope, et en sortant de cet état, elle croyait entendre des cloches. Une légère suppuration survint, mais se tarit au bout de huit jours. Cette fille a depuis parfaitement entendu. (*Itard, malad. de l'oreil.*, obs. 73, t. 11, p. 125.)

Inconnus habituellement dans leur principe, parce qu'ils n'éveillent pas l'attention des malades, ces polypes peuvent néanmoins être facilement aperçus quand ils sont très-petits encore, en tirant en haut le pavillon de l'oreille pour redresser la courbure du conduit. Ils se portent généralement vers l'extérieur, et présentent une surface tantôt lisse, tantôt bosselée, d'où s'écoule une suppuration quelquefois très-fétide. Dans tous les cas, ils donnent lieu à une surdité d'autant plus complète, qu'ils remplissent plus entièrement le conduit. Ils sont peu graves quand ils sont vésiculaires ou muqueux ; mais ils présentent beaucoup plus de danger quand ils sont durs, charnus ou fongueux. Dans le premier cas, ils sont difficiles à extirper complètement ; mais ils peuvent exister long-tems, sans qu'il en résulte rien de fâcheux, être arrachés plusieurs fois sans dégénérer. Dans le second, au contraire, il ne faut pas les attaquer, si l'on n'est sûr de les enlever complètement, et alors même ils peuvent repulluler avec un mauvais caractère.

Pour extraire les polypes du conduit auditif, on peut employer l'excision, au moyen d'un bistouri boutonné que l'on porte sur la racine de l'excroissance, après en avoir bien reconnu le siége et l'épaisseur; l'arrachement à l'aide de pinces à polypes un peu fines; enfin, la ligature, soit à l'aide de porte-nœuds particuliers, soit, à la manière de Fabrice de Hilden, en embrassant la tumeur par un simple nœud, que l'on conduit jusqu'à la racine du polype avec un stylet, ou mieux, avec une espèce de porte-mèche mousse à ses pointes et dans son échancrure; et cet instrument conviendrait très-bien aussi pour serrer le fil. Puis, quand la tumeur est enlevée, par quelque procédé que ce soit, il faut, pour prévenir sa repullulation, en détruire complètement la racine, avec le cautère actuel ou les caustiques. Mais l'emploi de ces moyens exige les plus grandes précautions pour ménager les parties saines du conduit, et surtout pour ne pas détruire l'organe de l'ouïe. Scultet et Marchettis se sont servi avec succès du cautère actuel, comme le rapporte M. Boyer (*Mal. chir.*, t. 6, p. 36). Dans les cas de polypes muqueux, on peut aussi se servir de médicamens moins actifs et propres seulement à dessécher les racines de la végétation.

Des Polypes utérins.

Il n'y en a ordinairement qu'un seul, mais il peut y en avoir plusieurs. On en trouve un exemple dans le magnifique ouvrage du professeur Cruveilhier. Il y en avait jusqu'à trois petits insérés dans le col, par un pédicule grêle; il y en avait un gros qui était formé par une tumeur recouverte d'une légère couche du tissu de l'utérus (pl. 67, fig. 1, 13ᵉ liv.), et plusieurs tumeurs fibreuses, plus petites, existaient encore dans les parois de l'organe. Madame Boivin en a aussi décrit et figuré un cas très-intéressant (pl. 18, fig. 1ʳᵉ). Ils sont tantôt petits, tantôt très-volumineux. J'ai cité dans la première partie plusieurs exemples de ces derniers. (Voy. les observ. 57, 59, 41.) Celui de madame Sauriac (obs. 62) avait dix-sept pouces de circonférence à sa base, et pesait trois livres et demie. Ces polypes sont ordinairement pyriformes, et se distinguent par là des tumeurs fibreuses proprement dites, qui font dans l'utérus une saillie hémisphérique : d'autres fois ils sont sphériques comme une orange. Ce cas n'est pas rare, Madame Boivin en a dessiné un semblable. (pl. 17, fig. 2.)

Leur surface est tantôt lisse, polie et luisante ; tantôt mamelonnée et encore lisse ; tantôt tomenteuse, tantôt parsemée d'échancrures, de divisions plus ou moins profondes. Le pédicule, quoique plus étroit ordinairement que le reste de la masse, a parfois une grande épaisseur. Tantôt il est implanté sur un des points de la cavité de l'organe ; d'autres fois dans son col, à une profondeur plus ou moins considérable ; d'autres fois, enfin, au pourtour de son col, sur ses lèvres. Le pédicule a d'ailleurs un volume et une longueur variables. On en voit de larges et courts, de grêles et tellement allongés, que le polype descend hors de la vulve et semble y tenir par un fil. Madame Boivin a figuré un polype dont la surface est bosselée, et dont le pédicule est tellement long, que le polype battait entre les cuisses. (pl. 17 , fig. 2.)

La forme de ces polypes varie d'ailleurs suivant leur nature : ainsi, des polypes fongueux et muqueux, observés par M. Hervez, l'un, fongueux, était aplati et ressemblait assez bien *à une languette de riz de veau* (*loco cit.*, p. 50); l'autre ; muqueux, avait la forme d'une figue aplatie ; un troisième, encore muqueux , ressemblait assez bien à une hémorroïde aplatie par la compression. (p. 34 et 35).

Ces polypes, ordinairement fermes et consistans au toucher, sont d'autres fois mous ou très-durs et ordinairement très-lourds.

Une membrane lisse ou tomenteuse, quelquefois variqueuse, ordinairement rouge ou livide, quelquefois grise , quelquefois ulcérée, les enveloppe.

La structure des polypes utérins varie suivant leur nature. Or, on trouve dans la matrice, tous les genres de polypes mous, durs et mixtes que nous avons décrits.

Je ne m'arrêterai ici qu'à ceux d'entre eux qui mériteront une mention particulière.

Polypes muqueux de l'utérus. — On ne peut douter qu'il ne se développe dans l'utérus des tumeurs pédiculées analogues aux polypes muqueux. Lefaucheux, MM. Naudin, Bérard (*Malgaigne, des polyp. utér.* 1832.), M. Hervez (*loco cit.*, p. 35), en ont rapporté des exemples. J'ai rencontré aussi quelques cas de tumeurs analogues, en faisant des recherches sur la structure de l'utérus. Mais, par polypes muqueux, nous entendons des polypes formés par la membrane intérieure de l'utérus et le tissu cellulaire sous-jacent. Il s'y joindrait quelques fibres de l'utérus, que cela ne mériterait pas la peine de les distinguer de ceux où il n'y en a pas du tout. La couleur rouge de quelques-uns n'est peut-être pas non plus un motif suffisant pour les distinguer des polypes muqueux, elle peut bien tenir à l'engorgement sanguin habituel aux organes du bas-ventre, par suite de leur déclivité, et surtout à l'engorgement d'un utérus *polypifère*. On pourrait les appeler polypes celluloso-membraneux, pour éviter toute discussion de nomenclature. C'est même pour cette raison que j'ai réuni sous cette dénomination générique les polypes mous,

Ces polypes sont compressibles, fragiles et se détachent très-facilement. Les uns sont pédiculés, légèrement transparens, et moins transparens que les hydatides. Ils sont vésiculeux, jaunâtres quelquefois, d'autres fois grisâtres ou blanchâtres et contiennent un liquide muqueux, (*Malgaigne*, p. 6). D'autres sont d'un rouge plus ou moins foncé, contiennent quelques vaisseaux fins, et paraissent essentiellement formés par la membrane utérine et du tissu cellulaire imprégné de sang ou d'un fluide brunâtre, en quantité plus ou moins considérable et qu'on en sépare par une légère compression, et par le lavage surtout.

Je n'ai vu de pareils polypes à ces derniers que sur le cadavre; et sans l'autorité de M. Hervez, qui, les ayant observés sur le vivant et sur le cadavre, les range dans les polypes muqueux, je les placerais volontiers parmi les polypes fongueux.

Ces polypes, au reste, ne sont pas si innocens que ceux du nez, d'après les observations de M. Hervez.

Une femme de cinquante ans, ayant eu plusieurs enfans, éprouvait depuis sept mois des pertes qui l'avaient beaucoup affaiblie; on constata dans la matrice l'existence d'un polype muqueux qui, lié, se détacha sur-le-champ. La malade sortit bientôt de l'hôpital, encore bien pâle et conservant beaucoup de sensibilité à l'hypogastre (*Journal gén. de méd.*, t. 101, p. 34). D'après d'autres cas qu'il rapporte, M. Hervez de Chégoin croit que les *polypes muqueux* naissent immédiatement de la membrane interne, qu'ils allongent à mesure qu'ils s'accroissent (*Loc. cit.*, p. 35).

Ces polypes peuvent être liés et probablement même arrachés ou excisés sans danger.

Polypes lardacés de l'utérus. — Ils paraissent être toujours dans cet organe le produit de la dégénération des polypes fibreux dont nous allons parler. Mais je me garderais bien d'affirmer qu'il ne peut pas s'y en produire primitivement, car

la puissance de la nature est aussi étendue que
nos connaissances sont bornées.

Polypes fongueux de l'utérus. — Quoique j'aie
rapporté ces polypes à ceux qui sont composés
d'une membrane et de tissu cellulaire, je dois
dire que les polypes dont je parle ici n'ont pas
une membrane bien évidente. Ce sont les polypes vivaces de Levret (*Mém. de l'Ac. de chir.*,
t. 3, édit. in-8°, p. 511) ; les polypes mention-
nés sous le même nom par Herbiniaux (*loco
cit.*, p. 38), par M. Hervez (*Journ. gén. de méd.*,
t. 101, p. 30). Ils ont un pédicule large ; ils sont
mous, friables, et se détachent par lambeaux,
spontanément, ou par les attouchemens du doigt.
Leur tissu est rouge, granuleux, et leurs granula-
tions sont liées par des filamens très-fins.

Ils semblent composés par des vaisseaux de
nouvelle formation, par des végétations de la
membrane utérine. Ils saignent facilement, souvent et quelquefois abondamment. Ils finissent par
tuer les malades par la répétition des hémorragies
qu'ils occasionent.

Polypes fibreux de l'utérus. — Ce sont particulièrement ceux-ci que l'on voit parvenir à un volume considérable. Tantôt ils ne sont formés que
par la membrane utérine et par un corps fibreux
qui s'en fait une enveloppe et la distend : tantôt ils sont formés par la membrane utérine,
et par une couche plus ou moins épaisse du tissu
utérin, distendue par un corps fibreux développé

dans l'épaisseur de l'organe, et qu'on peut en retirer, comme un noyau de la substance qui le renferme. (*Bayle, Art. corps fibreux du Dict. des Sc. méd.*, t. 7, p. 70). Levret a indiqué avec soin cette couche épaisse qui enveloppe si souvent les polypes. (*Voy. son mém. dans les Mém. de l'Ac. de Chir.* t. 3, ed. *Hervez. Obs.* 2, 8, 15, 18, 25, etc.)

Lorsqu'un polype n'a pour membrane que celle de l'utérus, elle est fort mince. Lorsqu'au contraire sa tunique est formée par cette membrane et par une portion du tissu de l'utérus, elle peut être assez épaisse, mais alors elle est ordinairement plus mince au pédicule et au sommet de la tumeur, où elle est souvent éraillée; et elle est d'autant plus mince au pédicule que le polype est plus gros, plus ancien, que son pédicule est plus allongé et qu'enfin le polype descend plus bas dans le vagin ou la vulve.

La masse fibreuse qui fait partie des polypes fibreux offre plusieurs nuances de structure différentes, lorsqu'ils n'ont encore subi aucune dégénération. C'est évidemment ce qui résulte des descriptions différentes qu'en ont données plusieurs auteurs, et dont nos observations nous ont permis de vérifier l'exactitude. 1° Tantôt son tissu, très-serré, paraît composé de lames entrelacées en tous sens, formant ainsi une sorte de corps spongieux, dans les aréoles duquel se trouve une substance molle, inconnue dans sa nature, mais qui diminue à peine la résistance de ce tissu et semble lui donner seulement un peu de souplesse. M. le professeur Roux, à l'excellent mémoire duquel j'emprunte ces paroles (*Mélang. de Chir.* 1809, p. 110), dit, en comparant la texture de ces tumeurs à celle des corps intervertébraux : dans les corps fibreux de la matrice, ce sont des fibres plus déliées, entrecroisées de mille manières, et dont il est impossible de saisir la direction (p. 111).

2°. D'autres fois, le corps fibreux d'un polype est formé de couches fibreuses concentriques, assez régulières. 3° Le plus souvent ils présentent en même tems un grand nombre de points lenticulaires ou pisiformes, plus denses que le tissu environnant, et formés tantôt par l'entrelacement de plusieurs faisceaux fibreux, tantôt par l'union d'un très-grand nombre de fibres convergentes, en quelque sorte roulées sur un noyau commun. (*Bayle, loco cit.* p. 71.)

La substance des polypes formés de ces corps fibreux se dissout complètement dans les acides nitrique et sulfurique (*Roux, loco cit.*, p. 112) et se réduit en une matière gélatineuse par une ébullition prolongée (*Dupuytren, lec. oral.*, t. 3, 471).

On trouve quelquefois des artères et des veines distinctes dans le pédicule de ces polypes et des polypes sarcomateux, dont nous allons parler. Saviard y a vu deux petites artères et deux veines aussi grosses que la crurale. On lit dans l'ancien Journal de Médecine, t. 29, la relation d'un cas où le polype contenait dans son pédicule deux artères et une veine. On connaît l'observation de

Vacoussin qui sentit des pulsations dans le pédicule d'un polype. (*Madame Boivin et Dugès*, t. 1, p, 339.)

Polypes sarcomateux de l'utérus. — Ces polypes sont, comme les précédens, composés d'une tunique plus ou moins épaisse, et d'un corps fibreux dont les fibres sont plus grosses, plus rouges, et séparées par un tissu cellulaire plus mou, plus injecté de vaisseaux sanguins que dans les précédens; en un mot, les élémens cellulaire et vasculaire, comme le dit M. Dupuytren, sont plus développés que l'élément fibreux. On pourrait dire qu'il y a, entre les polypes sarcomateux et fibreux, la même différence qu'entre le tissu de l'utérus pendant et avant la grossesse.

Polypes cartilagineux, osseux et pierreux de l'utérus. — Ils ne paraissent être toujours que des polypes fibreux dégénérés. Néanmoins, je n'oserais pas encore affirmer qu'il ne puisse se produire primitivement des polypes de cette nature dans l'intervalle des fibres de l'utérus ou sous sa membrane. J'avoue que je suis tout-à-fait disposé à le croire.

Polypes mixtes de l'utérus. — Ils ne sont pas très-rares dans cet organe; et s'ils résultent souent de l'altération ou de la dégénération partielle des polypes simples, il n'est pas douteux qu'il ne s'y forme primitivement des polypes de ce genre. Madame Boivin a décrit et figuré (pl. 18, fig. 2) de très-petits polypes pyriformes, parfaitement libres dans la cavité de l'utérus, et qui étaient creusés, dans leur centre, d'une cavité ou d'un kiste rempli d'un liquide blanc et filant. Le même auteur a figuré un polype creux d'une énorme dimension, qui fut enlevé, avec succès, par la ligature. Du sang et d'autres matières liquides, qui s'amassaient quelquefois dans sa cavité, s'en écoulaient par plusieurs orifices. (*Mal. de l'utérus*, pl. 19, fig. 4.)

J'ai rapporté, en parlant des polypes mixtes en général, plusieurs observations de polypes creux et remplis de différens liquides, de matière gélatineuse et même de pelotons de cheveux.

Quoique j'aie dit qu'il se forme primitivement des polypes mixtes, je ne prétends pas qu'ils le soient précisément, au moment de leur naissance. J'ai voulu dire seulement qu'ils ne sont pas toujours le résultat d'un travail de dégénération survenant à la longue, par l'altération progressive d'un polype.

Je dois aussi ajouter que, parmi les tumeurs venant de l'intérieur de l'utérus et contenant des poils, il en est qui sont des môles et non des polypes. Ces tumeurs, produits altérés de la conception, n'ont pas, comme on le pense bien, le même mode de développement que les polypes mixtes, et il est toujours aisé de les en distinguer par l'examen attentif de leur structure.

Causes des polypes de l'utérus.

Mme. Boivin croit avoir observé que le tempérament lymphatique prédispose aux tumeurs fibreuses et aux polypes de l'utérus ; il y a aussi, suivant les observations qu'elle a rapportées dans son ouvrage, une coïncidence remarquable entre ces polypes, accompagnés d'un écoulement abondant par le vagin, et le cancer des mamelles, du foie et même de la face. Ses observations prouvent, en outre, qu'elle les a rencontrés fréquemment chez des sujets faibles, qui habitaient des lieux bas et humides , chez des femmes sédentaires , des cuisinières , des couturières. M. Dupuytren les a surtout observés chez les femmes de 35 à 48 ans ; enfin, on les a fréquemment vus survenir à la suite de chutes plus ou moins violentes sur le siége. Nous ne pouvons ici que nous borner à noter ces coïncidences, sans en tirer aucune conséquence positive sur leur causalité pour la production des polypes utérins.

Phénomènes et marche des polypes utérins. — Pour plus de netteté, nous parlerons successivement des phénomènes et de la marche des polypes du corps, de l'intérieur du col, et des lèvres du col de l'utérus.

Phénomènes et marche des polypes du corps de l'utérus. — A leur naissance, le toucher ne saurait encore distinguer aucun changement dans l'utérus. Mais s'ils peuvent naître sans s'annoncer par aucune gêne dans les organes de la génération, si leur naissance peut être assez mystérieuse pour ne se trahir par aucun trouble, il arrive souvent aussi que leur apparition ou leur reconnaissance dans l'utérus est précédée de si loin par des écoulemens leucorrhéïques, blanchâtres, jaunâtres, verdâtres et purulens ou puriformes, par des hémorragies ou des écoulemens rougeâtres, que très-probablement ces symptômes ont accompagné leur naissance. Des auteurs, supposant même qu'ils l'avaient précédée, les ont regardés comme causes de ces productions; mais on pourrait tout aussi bien dire que ces hémorragies étaient elles-mêmes le produit du travail de formation qui leur a donné naissance. Alors encore un sentiment de gêne, de pesanteur et même de douleur dans le bas-ventre, pendant la marche, signes de congestion vers l'utérus ou d'inflammation chronique de cet organe, viennent se joindre aux écoulemens morbides, dont je viens de parler. Par fois même, des bouffées de chaleur à la face, la sensation d'une boule oppressive et suffocante qui remonte du bas-ventre dans la poitrine et au cou, augmentent encore ces incommodités des symptômes de l'hystérie.

A mesure que la maladie fait des progrès, que

le petit polype s'accroît, grossit, les phénomènes qui l'accompagnent se dessinent davantage et d'autres s'y ajoutent. Quelquefois il n'a pas plus du volume d'une cerise, que déjà on peut le sentir au toucher, s'avançant dans le col de l'utérus à la faveur d'un pédicule suffisamment allongé. C'est parfois seulement à l'époque des règles, car souvent un peu plus tard le polype, moins gonflé ou flétri, rentre dans l'utérus qui se referme. J'ai observé, l'an dernier, ces phénomènes sur une dame, chez laquelle, dans tout autre moment, toute tentative de ligature eût été impossible.

Tout petit que le polype est encore, il peut causer assez de gêne pour rendre la marche et les promenades en voiture pénibles ou impossibles, pour empoisonner les caresses de l'amour, pour troubler le sommeil, la digestion, la circulation qu'il accélère. Parvenu à un volume beaucoup plus considérable, le polype peut rester enfermé dans l'utérus qu'il irrite, et il dilate alors la matrice et le ventre comme la grossesse qu'il simule. Le sentiment de pesanteur et les écoulemens qu'il cause deviennent plus considérables. Il presse le rectum, détermine des envies d'aller à la selle et gêne l'excrétion des matières fécales. Il presse la vessie, sollicite l'émission des urines et la gêne quelquefois en même temps, par la compression du col de la vessie. Il cause des coliques, des douleurs de reins, des tiraillemens aux aînes, de l'engorgement aux pieds, aux jambes et aux cuisses, quelquefois des varices comme dans la grossesse. Les symptômes généraux décrits augmentent et s'aggravent, les membres s'infiltrent, une ascite survient, la fièvre hectique affaiblit la malade qui succombe enfin épuisée.

D'autres fois la marche des polypes se modifie d'une manière favorable, et loin que les symptômes s'aggravent, ils restent stationnaires ou diminuent, et simulent à s'y méprendre les phénomènes de la grossesse. Mais plus tard, soit que le polype, faisant de nouveaux progrès, ouvre le col de l'utérus de manière à ce qu'on puisse le sentir avec le doigt, à travers le col utérin, soit que la malade fasse tout à coup un violent effort ou une chute, soit qu'elle se trouve prise de coliques qui annoncent des contractions utérines violentes et s'accompagnent d'efforts irrésistibles, semblables à ceux de l'accouchement, le polype s'échappe de l'utérus. Parvenu dans le vagin, le polype moins pressé semble quelquefois se gonfler davantage, il comprime plus encore qu'auparavant le col de la vessie, le rectum, et c'est alors surtout qu'il en gêne les fonctions. Enfin, au bout d'un temps variable, le polype se présente à la vulve, soit par suite d'un effort, soit spontanément, et la franchit peu à peu ou brusquement, et met au jour une tumeur qui a tous les caractères que nous avons exposés plus haut.

Le polype saillant et pendant entre les cuisses, les frottemens, l'écoulement des urines l'irritent, l'enflamment, et il s'ulcère. L'utérus s'abaisse, et quelquefois se renverse. Cependant les écoulemens puriformes et sanguins continuent; le polype lui-même verse du sang; quelquefois c'est à l'époque des règles, et alors il peut arriver que, dégorgé par cet écoulement, il remonte en partie ou en totalité dans le vagin. La malade se plaint de tiraillemens insupportables aux aînes; les écoulemens auxquels elle est en proie l'affaiblissent chaque jour davantage; la fièvre la mine, ses membres s'infiltrent, et elle succombe enfin d'épuisement et de douleurs.

D'autres fois, avant de conduire la malade au tombeau, le polype s'allonge de plus en plus par son pédicule, et descend très-bas entre les cuisses. Dans quelques cas favorables, le polype est réductible, et peut être soutenu dans le vagin sans beaucoup d'incommodités (Vater, *Disp. chir. in Hallerio*, t. III, *ad finem*; Herbiniaux, t. II, p. 47; Mme. Boivin, t. I, p. 348). Alors il n'empêche même pas toujours la fécondation, la grossesse et l'accouchement, comme on en trouve de nombreux exemples dans les auteurs, quoique généralement il cause l'avortement, et même un avortement grave.

D'autres fois, enfin, le pédicule du polype s'allonge tellement, dès que la tumeur a franchi l'utérus ou la vulve, qu'il se rompt et que la ma-

lade en est débarrassée spontanément. Cette terminaison heureuse n'arrive que lorsque le pédicule est membraneux ou très-grêle.

Dans certains cas les polypes dégénèrent avant
de sortir, ou seulement après avoir franchi l'ouverture de l'utérus.

Tantôt ils se ramollissent, dégénèrent en polypes lardacés, et ensuite, en se ramollissant davantage, ils dégénèrent en une matière blanche,
pulpeuse et homogène, ou en une matière blanche et rougeâtre, semblable au cerveau des jeunes
enfans, ce qui constitue le cancer encéphaloïde.
Quelquefois, parvenus à ce point, ils s'ulcèrent
et suppurent, mais alors, et lors même qu'ils ne
suppurent pas, il se développe une multitude de
phénomènes graves qui annoncent leur dégénération. Ce sont particulièrement des écoulemens
sanieux, d'une fétidité remarquable et souvent
mêlés de sang. Ce sont des infiltrations des membres abdominaux et des symptômes d'adynamie,
qu'on a quelquefois expliqués par la résorption
purulente.

Tantôt les polypes dégénèrent de la même
manière, mais c'est à la suite d'une inflammation
du péritoine, de l'utérus ou de sa membrane.
Mais, dit M. Dupuytren, ce qui distingue les
effets de ces deux ordres de causes, c'est que la
dégénérescence, que j'appellerai spontanée, pro-
cède du centre vers la circonférence, tandis que
celle qui est le produit de l'inflammation com-

mence à la périphérie, et gagne toute la profondeur de la tumeur. (*Leç. oral.*, t. III, p. 473.)

Tantôt les polypes deviennent cartilagineux, osseux ou pierreux. Ce sont, généralement, des dégénérations semblables à ces dernières, qui sont décrites dans les anciens auteurs et dans le mémoire de Louis, sous le nom de *pierres de l'utérus.*

Enfin, soit que les polypes aient déjà, ou n'aient point encore dégénéré en substance lardacée ou en cancer, ils peuvent être frappés de gangrène dans une partie ou dans la totalité de leur étendue, et dans ce cas, suivant les observations de M. Dupuytren, c'est d'abord vers le sommet que commence la gangrène. Alors ils exhalent une horrible fétidité et une odeur de gangrène insupportable, par les écoulemens sanieux qui les accompagnent; la constitution générale s'altère, le teint devient jaune paille, il se développe une fièvre continue; les malades, déjà amaigries, maigrissent plus rapidement encore, et la mort est imminente.

Phénomènes et marche des polypes de l'intérieur du col de l'utérus. — Ces polypes dilatent le col de l'utérus dès le moment de leur formation, et bientôt le toucher peut les reconnaître. Ils donnent lieu d'ailleurs aux mêmes phénomènes que ceux qui sont renfermés dans l'utérus; mais ils en sortent très-promptement, et, parvenus dans le vagin, ils suivent la même marche que les polypes de l'utérus, si ce n'est qu'ils ne renversent jamais cet organe, et qu'ils ne sont pas accompagnés d'hémorragies aussi graves.

Phénomènes et marche des polypes de l'ouverture du col de l'utérus. — Ceux-ci font, dès les premiers temps de leur développement, saillie sur le col utérin. Ils donnent lieu aux mêmes phénomènes que les précédens lorsqu'ils sont parvenus dans le vagin, et suivent plus tard la même marche, aussi sans jamais renverser l'utérus, qu'ils peuvent seulement abaisser.

La marche des polypes de l'utérus offre d'ailleurs des modifications, suivant la nature de ces polypes.

Ainsi, les polypes muqueux acquièrent un volume moins considérable et donnent lieu à des symptômes moins graves.

Les polypes fongueux, n'acquérant pas un volume aussi considérable que les polypes fibreux, gênent moins les fonctions des organes voisins, mais n'en sont pas moins très-graves par les hémorragies continuelles auxquelles ils donnent lieu, et par leur prompte repullulation lorsqu'on les a détruits.

C'est à ces polypes qu'il faut probablement rapporter les petites excrescences dont parle Herbiniaux, à la page 49 de son traité des polypes utérins. Mais, suivant lui, celles-ci sont parfaitement curables par la ligature et l'arrachement.

On a vu plusieurs fois des polypes qui, sans être fongueux, fournissaient du sang abondamment. Madame Boivin a parlé de polypes creux qui donnaient du sang (*Pl.* 19, *fig.* 4.) par d'étroites ouvertures. On lit dans le *Journal de médecine*, t. XXV, pag. 260, qu'Anne Soullé, âgée de trente-neuf ans, portait un polype rouge, trilobé, qui donnait du sang pendant quinze ou vingt jours, et puis se flétrissait et remontait dans le vagin, sous la forme de trois languettes aplaties comme des feuilles; il y avait des symptômes d'hystérie; le polype fut excisé et la malade guérit.

Diagnostic des polypes de l'utérus. On reconnaît ces polypes à leurs caractéres anatomiques, à leurs symptômes et à leur marche. Nous croyons en avoir donné une description assez détaillée pour n'être pas obligé d'y revenir ici ; mais il est évident que lorsqu'ils sont petits et renfermés dans l'utérus, leur diagnostic est extrêmement obscur; qu'il l'est encore, lors même qu'ils sont déjà volumineux, si le col de l'utérus est fermé; qu'enfin il ne peut devenir clair et évident que lorsque, le col étant ouvert, on peut les toucher du doigt et les apercevoir avec l'œil, au moyen du spéculum.

Pour s'assurer de l'existence d'un polype par le toucher, il faut en circonscrire la tumeur, en reconnaître, s'il est possible, le pédicule; mais ce que le doigt ne peut pas toujours faire dans l'utérus, une sonde de gomme élastique, garnie de son mandrin peut quelquefois l'exécuter, même sous les yeux, au moyen du spéculum.

Dans les cas où l'on ne peut parvenir à reconnaître les caractères du polype, il faut alors se rappeler les maladies qu'il simule, pour pouvoir l'en distinguer. Disons, avant de commencer l'indication de ces maladies, que les polypes utérins peuvent ressembler à la grossesse, mais leur marche est moins rapide; il leur faut beaucoup plus de temps pour développer l'utérus jusqu'à l'ombilic ou au-delà, et, si l'erreur peut se prolonger quelques mois, elle ne peut pas durer bien longtemps. Néanmoins on a beaucoup d'exemples de ces erreurs. Pour n'en citer qu'un cas, je rappellerai celui que nous devons à un jeune confrère trop tôt moissonné par la faulx de la mort.(Dance, *Arch. gén.*, t. 21, p. 490.)

Les maladies qui peuvent en imposer pour un polype sont : 1°. *une tumeur fibreuse, osseuse ou pierreuse, non pédiculée, de l'utérus, saillante dans sa cavité, ou une môle*; mais alors, comme on ne pourra point y reconnaître de pédicule, il n'y aura rien à faire, et il ne résultera de cette inaction aucun danger pour la malade. 2°. Le prolapsus de la *matrice engorgée ou malade*. Dans ce cas, le peu de profondeur du cul-de-sac vaginal, la présence de l'orifice utérin au sommet de la tumeur, suffiront le plus souvent pour lever toute incertitude. Si le col de la matrice était en même temps allongé, si son orifice était en même temps effacé, l'absence d'un véritable pédicule suffirait pour éclaircir le diagnostic. 3° *Le renversement de l'uterus* en a souvent imposé pour des polypes, et réciproquement; et alors, ou bien on ne retrouve plus la cavité vaginale autour de la tumeur, ou bien il y a encore un sillon plus ou moins profond autour de sa base. Mais, dans le renversement, en pratiquant le toucher par le rectum, on n'y sent plus le corps de l'utérus.

Pronostic des polypes de l'utérus.—Ces polypes sont d'ordinaire peu graves dans les commencemens de leur naissance. Quelquefois cependant ils sont accompagnés d'accidens, par exemple d'hémorragies sérieuses : il peut même arriver que l'hémorragie affaiblisse la malade et distende l'utérus, sans se montrer à l'extérieur, parce que l'orifice utérin est exactement bouché par l'excroissance polypeuse. En général, la gravité d'un polype est proportionnée à celle des accidens qu'il occasione et que nous avons signalés. Mais cette gravité est d'autant plus grande que nous pouvons moins agir en faveur de la malade ; ainsi les polypes renfermés dans l'utérus sont plus graves que ceux qui en sont sortis. Ceux qui ont un pédicule très-gros et volumineux, recouvert par une épaisse couche de tissu de l'utérus, sont beaucoup plus graves que ceux qui sont sortis de sa cavité et ont un pédicule

grêle et alongé ; ceux qui ont dégénéré en cancer ou en gangrène , sont d'une extrême gravité.
Il n'en est pas de même de ceux qui sont deve-
nus cartilagineux, osseux ou pierreux; ils sont
moins graves.

Traitement des polypes de l'utérus. — Tant
que les polypes sont enfermés dans cet organe,
que son col n'est point ouvert, il n'y a rien à
faire pour en guérir la malade ; on ne peut que
combattre l'inflammation, les hémorragies et les
écoulemens fétides, par des moyens appropriés.

Lorsque l'utérus fait des efforts d'expulsion
pour accoucher du corps qui l'rrite, tantôt on
peut l'aider par le forceps , tantôt par le seigle
ergoté. On a employé ce médicament avec succès dans le cas d'une forte hémorragie, qui cessa
après l'expulsion du polype. (*The Lancet.* t. I,
1828—29. London.)

En général, on ne peut guérir radicalement les
polypes utérins, que par l'emploi d'un traitement
chirurgical ; mais pour agir sur ces tumeurs ,
lorsqu'elles sont renfermées dans l'utérus, il faut
au moins que le col de cet organe soit ouvert ou
dilatable.

Dans tous les cas, pour en pratiquer l'opération , la malade doit être couchée à la renverse ,
les cuisses écartées, comme pour l'accouchement
et l'opération de la taille.

Lorsqu'un polype a un pédicule grêle et faible,

on peut lui imprimer quelques mouvemens de torsion pour l'arracher. C'est ce qu'a fait Boudou, au rapport de Levret, après avoir vainement tenté de lier un gros polype utérin. Il en détermina la chute en lui imprimant de légers mouvemens de rotation. Il m'est arrivé une fois, et il est arrivé à beaucoup d'autres, de voir un polype tomber dans des tentatives de ligature.

La ligature ne convient qu'aux polypes dont le pédicule est grêle et incapable de résister long-temps à son action ; que lorsque le polype est libre. S'il est renfermé dans l'utérus, et assez libre pour qu'on puisse l'embrasser par une ligature, mais qu'on s'aperçoive, à la portion du fil qui l'embrasse, que le volume du pédicule est considérable, il vaut mieux retirer la ligature, ou du moins la serrer avec précaution, comme le fait M. Hervez, et se tenir prêt à la relâcher au besoin. On se sert actuellement pour la pratiquer de deux porte-nœuds et d'un serre-nœud. Ces deux porte-nœuds se composent : 1°. d'une canule, garnie à son extrémité externe de deux anneaux pour passer les doigts, et qui n'offre rien de particulier à l'extrémité utérine ; 2°. d'une pince formée par un stylet métallique, au moins de deux pouces plus long que la canule, et fendu à son extrémité utérine en deux mors qui s'écartent par leur élasticité, et qui sont terminés chacun par un renflement demi-sphérique, échancré en dedans, de manière à former par leur rapprochement un anneau étroit : il faut que les bords de cette échancrure soient parfaitement polis et arrondis, et que l'anneau lui-même soit ovale plutôt que rond. Ce stylet s'engage dans la canule par l'extrémité extérieure, opposée aux mors; et lorsqu'il en sort, on visse un anneau sur les pas-de-vis dont son extrémité extérieure est creusée. Le serre-nœud est semblable à celui dont nous avons parlé à l'occasion des fosses nasales; il est seulement un peu plus long.

Pour pratiquer la ligature avec ces instrumens, on passe dans l'extrémité utérine des deux pinces des portes-nœuds, retirées dans leur canule et fermées, de manière à former un anneau, les extrémités d'un long fil; on pousse le long de ce fil les deux porte-nœuds jusqu'à ce qu'ils se touchent; on fixe l'une des extrémités de ce fil à l'anneau de la canule de son porte-nœud; on tient l'autre avec la main le long de l'autre porte-nœud, et l'on dirige avec une main les deux instrumens ainsi réunis, jusque dans le vagin, et même jusque dans l'utérus, sur l'un des côtés du pédicule de la tumeur. Alors la main gauche saisit et fixe le porte-nœud à l'anneau duquel l'extrémité du fil est attachée; la main droite contourne, d'avant en arrière et puis d'arrière en avant, le pédicule de la tumeur avec l'autre porte-nœud, qui entraîne ainsi son fil tout autour du pédicule et l'embrasse dans un anneau;

le porte - nœud, rapproché de celui du côté opposé, le croise, ainsi que la portion de fil qui en
traverse l'extrémité.

Alors que le pédicule est ainsi complétement
entouré d'une sorte de collier, on passe les deux
chefs de l'anse de fil dans l'œil d'un serre-nœud,
que l'on pousse le long de ces fils, jusque contre
l'extrémité utérine des porte-nœuds, tandis qu'on
tire d'une main sur les deux extrémités de l'anse
pour ne pas lui permettre d'abandonner le polype.
Pour dégager les porte-nœuds de l'utérus, on ramène leur canule contre l'anneau externe des pinces ; alors leurs mors élastiques s'ouvrent, aban-
donnent le fil, et l'on peut les retirer au dehors,
après les avoir fermés de nouveau, pour qu'ils
ne blessent pas les parties par leur écartement.

Les porte-nœuds retirés, on fixe les extrémités
de la ligature sur les branches du serre-nœud. La
ligature coupe parfois le polype au moment même
de son application, quand le pédicule est très-
grèle et très-ferme. D'autres fois elle ne le coupe
qu'en plusieurs jours, et se relâche par l'ulcération ou l'affaissement du pédicule étranglé; en
sorte qu'on est obligé de la resserrer de nouveau, même à plusieurs reprises, pour détacher
entièrement le polype. Lors même qu'on ne l'emploie, comme je l'ai recommandé, que lorsque
le pédicule est peu volumineux, de la grosseur
du petit doigt au plus, par exemple, il peut survenir des accidens qui obligent de la relâcher.

Le polype détaché tombe de lui-même, s'il est

très-peu volumineux, ou cède à la plus légère traction faite avec des pinces. Si, au contraire, il est d'un volume plus grand, on peut être obligé de l'extraire avec des pinces de Muzeux Quelquefois il reste dans l'utérus, comme je l'ai vu, et en est plus tard rejeté.

La ligature a pour avantage essentiel de ne pas exposer à l'hémorragie lors de la chute du polype ; mais elle a des inconvéniens graves : 1°. son application offre en général des difficultés ; quelquefois même elles sont très-considérables.

2°. M. Dupuytren affirme (*Leç. oral.*, p. 264) que la ligature déterminant un écoulement très-fétide, résultat de la mortification de la tumeur, donne lieu à un véritable empoisonnement par résorption de pus.

3°. La ligature est très-douloureuse lorsque le pédicule est composé d'une portion du tissu de l'utérus, qui forme une enveloppe à la tumeur. C'est pourquoi M. Hervez regarde comme une contre-indication à la ligature, la grosseur du pédicule, ou l'épaisseur encore trop considérable de l'enveloppe que lui fournit le tissu de l'utérus.

4°. La ligature détermine souvent des accidens graves, des vomissemens, des douleurs violentes de l'abdomen, et une inflammation sourde du bas-ventre, soit avant, soit après la chute du lien. Il est évident que dans un cas semblable il faut se hâter de l'enlever ; mais malheureusement il arrive quelquefois que la malade n'en meurt pas moins des suites de l'opération.

5°. Quoique la chute de la ligature soit ordinairement suivie d'une prompte cicatrisation, on l'a vu quelquefois suivie d'hémorragie ; mais cela tenait probablement à ce qu'elle avait été appliquée sur des polypes fongueux. La ligature enfin est souvent rendue impossible par le volume du polype. (Dupuyt., *Leçons oral.*, p. 445, t. III.)

Excision des polypes utérins. — On ne peut la pratiquer que lorsque les polypes sont saillans dans le vagin ou hors de la vulve. Pour l'exécuter, on saisit la tumeur avec les doigts ou on l'accroche avec des pinces de muzeux ; on l'attire à soi, de manière à en découvrir, autant que possible, le pédicule. L'utérus cède à ces tractions, s'abaisse et permet de couper ce pédicule avec des ciseaux courbes, suffisamment forts, en deux ou trois coups. Si le polype est très-volumineux, on peut l'amener au dehors au moyen d'un forceps.

Une longue expérience a appris à M. Dupuytren, que ces résections ne sont pas ordinairement suivies d'hémorragie. Il résulte de sa grande pratique, qu'il ne l'a encore observée que deux fois sur près de deux cents opérations de ce genre (*Leçons orales*, t. III, p. 450). L'excision paraît donc être de beaucoup préférable à la ligature. C'est aussi pour l'excision que se prononce M. Hervez ; mais, craignant encore l'hé-

morragie, il n'y a recours que lorsqu'il a préliminairement étranglé le col de la tumeur, par
une ligature qu'il resserre ou relâche suivant les
cas (*Journal général de Médecine*, t. 101).

Des polypes du vagin.

Il peut naître des polypes sur tous les points
de la muqueuse du vagin. Ils sont presque toujours arrondis et portés, tantôt sur un pédicule
étroit, tantôt sur une large base. La plupart
sont durs. Petits, ils ne déterminent pas d'accidens; quand ils ont acquis un grand volume, par
la compression qu'ils exercent sur les parties
molles environnantes, ils déterminent des accidens analogues à ceux que nous avons signalés
pour les polypes utérins. Alors aussi ils peuvent s'échapper de la vulve et devenir visibles
au dehors. En général, ils n'empêchent pas l'é-
coulement régulier des menstrues; mais ils donnent eux-mêmes lieu à un écoulement plus ou
moins abondant, et d'une odeur plus ou moins
forte. Nous n'en connaissons point d'exemple où
ils aient présenté les symptômes du cancer.

Ils peuvent, en entraînant après eux une partie de la circonférence du vagin, produire un
renversement général ou partiel de ce conduit;
déterminer la formation d'un cul-de-sac, à l'extérieur du vagin ou du côté du péritoine, de
telle sorte que, suivant la hauteur à laquelle ils
s'insèrent, soit la cloison recto-vaginale, soit le
péritoine, peuvent se trouver compris ainsi dans

un prolongement qui forme le pédicule de la tumeur. Des viscères même, les intestins ou la vessie, pourraient se trouver engagés dans l'intérieur de ce pédicule creux, et être compris dans une ligature que l'on porterait sur sa base, ou dans une excision que l'on y pratiquerait. M. Bérard a cité un cas dans lequel le sommet du cul-de-sac, formé ainsi par le péritoine, était compris au centre des parties serrées par la ligature. (*V.* 1ʳᵉ. part., obs. 40.)

Ces polypes peuvent être simulés par des hernies vaginales ou par le renversement du vagin. Mais, avec de l'attention, il est en général facile de les en distinguer. Nous avons rapporté plus haut une observation de madame Boivin (obs. 60), dans laquelle une tumeur énorme du bassin avait envoyé dans le vagin des prolongemens qui y faisaient hernie, et qui avaient été pris pour des polypes de cet organe : dans ce cas, l'erreur était inévitable.

Le pronoctic de ces excroissances est en général peu grave, à cause de la facilité qu'elles offrent aux opérations de la chirurgie. Leur traitement est à peu près le même que celui des polypes utérins.

Polypes de la vulve.

J'en ai plusieurs fois rencontré aux environs du clitoris. On en trouve aussi une observation, de Félix Plater, dans Bonet (bib., t. 3, p. 18). Ces polypes peuvent acquérir un très-grand volume. J'en ai vu un qui était plus gros que les deux poings, et qui ressemblait à une poire soutenue par un pédicule très-petit. J'en ai réséqué un, au printemps dernier, à la consultation de l'hôpital Saint-Louis ; il avait le volume d'une noix, et contenait une matière athéromateuse. On peut, en quelque sorte, placer aussi bien ces excroissances dans les loupes pédiculées que dans les polypes. On les excise.

Polypes du rectum.

Le rectum aussi donne naissance à des polypes. Ils ne sont pas toujours uniques ; on peut y en rencontrer plusieurs, ainsi que le prouve une observation que nous rapporterons plus bas. Ils naissent, pour l'ordinaire, au voisinage de l'anus.

La membrane muqueuse du rectum est par fois épaissie à l'endroit où le polype adhère, comme le prouve une observation insérée dans le Berlinische Sammlungen, *Extr. du Comment. de reb. in scient. natur. et med. gestis*, *vol. XX, pars. I, p.* 317. Dans une observation que nous donnerons plus bas, on trouvera encore un exemple d'épaisissement du rectum.

On a vu le volume de ces polypes varier depuis la grosseur d'un pois jusqu'à celle d'un œuf de poule et même au-delà. Ils sont ordinairement arrondis, globuleux ; leur surface peut être

lisse; d'autres fois, plusieurs lobes et lobules
constituent la masse polypeuse. Leur tissu est
par fois mou et variqueux.

Les phénomènes qui accompagnent les polypes
du rectum sont la pesanteur sur le siége, la difficulté d'aller à la garde-robe, le ténesme, etc.
Mais comme ces symptômes sont communs à
plusieurs maladies du rectum, on ne peut vraiment s'en rapporter qu'à la vue ou au toucher
Presque toujours, le doigt peut constater l'exi-
stance du polype, déterminer son volume, la
grosseur du pédicule, le lieu de l'insertion, et apprécier la distension qu'a éprouvée le rectum.
Quelquefois le polype sort par l'anus, lorsque le
malade fait des efforts pour aller à la selle. Il
peut même rester habituellement au dehors, et
alors le diagnostic n'offre aucune incertitude.

Ces polypes peuvent se détacher spontanément. M. Boyer en rapporte un exemple :

Un malade, âgé de 36 ans, n'ayant jamais joui
d'une bonne santé, éprouvait des douleurs très-
vives dans le ventre, de la pesanteur au siége, etc.
A la suite d'un purgatif, une tumeur globuleuse
fut rendue, et sa sortie fut suivie d'une hémorragie assez considérable. Depuis cette époque, le
ténesme survint de nouveau et ne cessa qu'à la
sortie d'une nouvelle tumeur, semblable à la première. La seconde avait le volume d'un œuf de
poule; sa surface était lisse, sa substance spongieuse; elle avait un pédicule membraneux, très-

court et frangé. Le doigt, introduit dans le rectum, y découvrit une troisième tumeur analogue
aux précédentes. Elle était adhérente à l'intestin,
et distante de l'anus de quatre travers de doigt.
Cette tumeur fut liée au moyen de la canule de
Levret et d'une corde à boyau entourée de fil de
laiton. Elle se flétrit et tomba. Mais', six mois
après, les accidens se renouvelèrent, et la présence d'une quatrième tumeur fut constatée. On
pratiqua une seconde fois la ligature; mais des
douleurs survinrent, la fièvre s'alluma, le malade
dépérit et mourut six semaines après l'opération.

A l'autopsie, on trouva que l'intestin rectum
avait plus d'épaisseur que d'ordinaire; il ne renfermait aucune tumeur. «On observait seulement
à sa surface interne et à son tiers supérieur,
quelques mamelons superficiels, qui, par leur
dureté, annonçaient qu'ils étaient l'effet d'une
cicatrice formée dans le temps de la séparation
du pédicule de chaque tumeur.» *(Obs.* d'Énaux,
Mém. de l'Acad. de Dijon, an 1783, 1er. sem.,
p. 64.)

Les polypes du rectum se trouvant sans cesse
en contact avec les matiéres fécales, peuvent
s'enflammer, s'ulcérer, et, quand ils offrent une
cavité, recevoir dans leur intérieur des matières
fécales, ainsi qu'il résulte du fait suivant.

Un polype du rectum, enlevè chez un homme
qui éprouvait des douleurs cruelles et de la dyssenterie, était ulcéré, et présentait une cavité

dans laquelle on trouva des matières fécales des-
séchées et de petits calculs semblables à des grains
de froment. (*De Bononiensi scientiar. et art. ins-
titut. atque acad. comment.* t. 2, Pars. I, p. 158.)

Comme nous l'avons vu, les polypes du rectum
peuvent se détacher spontanément, des purga-
tifs peuvent en déterminer la chute, mais ces
cas sont rares et la maladie réclame presque
constamment une opération chirurgicale.

La ligature, l'excision, les caustiques ont été
employés ; la ligature néanmoins l'est plus généralement. Nous avons déjà cité un cas où elle a
été pratiquée avec succès une première fois.

Dessault l'a pratiquée très heureurement aussi.

Le polype tomba au bout de huit jours ; une
mèche introduite dans le rectum y fut entretenue
pendant quinze jours, à la fin desquels le malade
fut entièrement guéri. Mais l'opération avait été
très laborieuse : le polype étoit emplanté à six
pouces au-dessus de l'anus. Son volume égal à
celui d'un gros œuf, plusieurs saillies que présentait sa surface, augmentèrent les difficultés,
en gênant le passage des instrumens. Desault se
servit des mêmes instrumens que pour les polypes de la matrice. (*OEuv. chirurg.* t. II. p. 450.)

Il s'en faut que la ligature soit toujours suivie
d'un résultat aussi heureux.

Nous avons déja vu, dans une observation précédente, que si la première application en fut heureuse, la seconde entraina des accidents graves

et par suite la mort. On lit, dans C. G. Kühn, une observation de Loeffer sur un polype du rectum qui ne put être enlevé par la ligature, à cause des douleurs intolérables qu'elle déterminait, et qui fut détruit par les caustiques.(*Opuscula acad.* p. 394, vol. Ier.)

M. Boyer à pratiqué avec succès, deux fois, l'excision d'une masse polypeuse du rectum. Cette tumeur sortait par l'anus et égalait le volume des deux poings. Elle était formée de plusieurs portions dont l'ensemble représentait une fraise de veau. En introduisant le doigt dans le rectum, on rencontrait, sur toutes ses parois, une multitude de fongosités.

Après avoir fait sortir le plus possible cette tumeur, en déterminant des efforts pour aller à la selle, M. Boyer l'excisa successivement, en employant tantôt les ciseaux, tantôt le bistouri; une hémorragie considérable survint; mais elle fut arrêtée par le tamponnement. La dilatation du rectum étoit si grande, qu'il fallut pour le remplir une quantité étonnante de charpie. Quelques temps après, la tumeur reparut; M. Boyer l'excisa de nouveau et le malade se rétablit. (*Mal. Chir.*, t. 10, p. 156.)

Enfin on a employé aussi avec succès les caustiques, comme nous l'avons vu par l'observation de Loeffer. Mais on ne peut avoir une grande confiance dans ce moyen.

POLYPES INTERNES.

Nous avons encore à parler des polypes internes ; mais comme nos ressources chirurgicales
ne peuvent y atteindre, comme souvent les symptômes qu'ils fournissent sont équivoques, et qu'on
ne peut s assurer de leur existence, nous ne ferons que les mentionner. D'ailleurs, ils rentrent
plutôt dans le domaine de la médecine que dans
celui de la chirurgie; aussi nous n'en parlerons
ici que pour ne pas laisser une trop grande lacune
dans l'histoire de ces maladies.

1°. *Polypes du canal digestif.* — En examinant
les voies digestives, nous en trouvons dans l'œ-
sophage, l'estomac, les intestins. Bornons-nous
à en donner quelques exemples.

On lit dans Schneider l'observation d'une
femme, âgée de cinquante-quatre ans, qui mourut
de dysphagie, et dans l'œsophage de laquelle on
trouva trois excroissances polypeuses. Deux de ces
tumeurs adhéraient par un pédicule mince ; l'autre s'insérait par une large base. Leur substance
était charnue. (*Chirurgis. Geschichte* , *Chem-
nitz* , 1784, et ancien *Jour. de Méd.* , t. 67,
p. 363.)

Les polypes de l'œsophage sont susceptibles
d'acquérir une très-grande étendue; c'est ce que
prouve le fait suivant.

James Davidson portait dans l'œsophage un

polype. Depuis plusieurs années, il rendait la déglutition fort difficile, gênait la respiration et al-
térait la parole : on le faisait remonter jusque dans
la bouche par le vomissement. On le lia dans le
fond de la gorge, et la portion étranglée disparut,
sans doute, avalée. Le malade sembla entièrement
guéri; mais, un an après l'opération, des accidens
sinistres se déclarèrent : Monro apprit que le malade était mort dans l'émaciation.

On n'avait plus vu de polype, mais à l'autopsie
on trouva l'œsophage dilaté par une large excroissance charnue qui naissait par une seule racine.
Elle s'implantait à trois pouces environ au-dessous
de la glotte; elle était divisée en plusieurs lobes,
dont le plus long et le plus large descendait jusqu'à
l'orifice de l'estomac. A son extrémité, on voyait
une cicatrice qui indiquait qu'il avait été coupé
autrefois. (*Essays and Observations physical and
litterary*, t. 3, art. 26 et 27, p. 525).

De Graef parle d'un homme qui éprouvait de
la difficulté dans la déglutition; plus tard, il y
eut régurgitation des alimens. A l'autopsie on
trouva une tumeur du volume d'un pouce, dure,
blanchâtre, s'attachant près du cardia; elle bouchait entièrement l'œsophage (*Diss. illustr. His-
tor. de excres. œsophagum obstru.*, *Altorfi*. 1764).

Un malade mourut dans le marasme, ne pouvant rien avaler; on trouva un polype naissant
de la partie moyenne et postérieure de l'œsophage, et s'étendant presque vers le pylore. Il
était long et gros comme un énorme lombric
(*J. G. Sussiüs, Diss. inaug.*)

Pringle donne aussi un cas de polype de l'œsophage. (*Ess. et Observ. de Médec. de la Soc. d'Édimbourg*, t. 2, p. 404.) On en trouve encore d'autres exemples ; mais il serait trop long de les rapporter.

M. Breschet a donné une observation intéressante de polype de l'estomac. Marie Lefèvre, âgée de soixante-neuf ans, avait eu plusieurs maladies, mais qui ne peuvent être rapportées à celle qui a causé sa mort. L'abdomen était douloureux, les selles fréquentes ; l'amaigrissement faisait des progrès, et la malade mourut. On découvrit dans l'estomac une tumeur, qui naissait près de l'œsophage ; elle avait six pouces de longueur et un demi-pouce de diamètre ; elle s'engageait dans le pylore, et faisait une saillie d'environ dix-huit lignes dans le duodenum. Dans le point correspondant à la valvule pylorique, elle était légèrement resserrée. (*Observ. de M. Breschet, bullet. de la Facul. de Méd.*, t. 5, p. 376.)

M. Andral a trouvé des polypes dans le tube digestif ; ils avaient, pour me servir de ses expressions, la forme d'un champignon ou d'une tête de choux-fleurs. (*Précis d'Anat. Path.*, t. 2, p. 51.) Il en a vu jusqu'à sept dans l'estomac. Ces tumeurs étaient toutes semblables par leur texture. Une autre fois il en vit de pareilles dans l'estomac, à la réunion du jejunum et de l'ileum, et au-dessus du cœcum. (p. 52.) Au rapport du même auteur, Billard a trouvé, sur un enfant naissant, un polype dans le duodenum ; il était pédiculé, rond et irrégulier comme une fraise.

Lancisi, t. 2, diss. 5, *de triplici intestin. polypo*, a cité un exemple de polype des intestins. On en a trouvé un autre dans les *acta physicomedica* (vol. 2, obs. 195). Il s'agit d'une masse longue d'un empan, large d'un pouce, qu'un malade a rejetée, par de grands efforts de vomissemens, au milieu de douleurs atroces. (*Sporleder, de polyp. nar.*) Sussius a vu une excroissance semblable qui fut rejetée par une femme, après de violentes coliques. (*Loco citat.*)

2°. *Polypes des voix aériennes.* Ces polypes gênent la respiration et finissent par suffoquer les malades. Lieutaud assista à l'ouverture d'un enfant de douze ans, qui était mort subitement, après avoir présenté une grande gêne dans la respiration. On trouva, au-dessous du larynx, *un vrai polype, assez solide*, et ressemblant à une grappe, dont la queue tenait à la partie antérieure du canal de la trachée. Le même observateur vit un homme de vingt-huit ans, qui était asthmatique depuis long-tems; il avait un râle si bruyant qu'on l'entendait de bien loin. Il disait sentir dans la trachée quelque chose de solide, dont il ne pouvait se débarrasser par la toux. Il mourut bientôt, en se baissant pour ramasser un livre qu'il avait laissé tomber de son lit. Lieutaud trouva dans le larynx un polype qui paraissait formé de deux portions réunies; il tenait par plusieurs racines à la membrane qui tapisse le cartilage annulaire, dans lequel il était si bien engagé, que, pour l'en faire sortir, on fut obligé de le pousser par la glotte. (*Hist. de l'Ac. des Sc.*, an 1754, p. 72.)

M. Renard a rapporté l'observation d'un malade qui rendit par la toux beaucoup de concrétions polypiformes, blanches. Mais il est probable que ce n'était pas des polypes. Il a rapporté ensuite un autre cas qui est un peu plus clair que le précédent. Une dame atteinte d'une extinction de voix depuis quatre ans, éprouvait des suffocations violentes, lorsqu'elle rendit un ou deux petits corps charnus qui contenaient une substance jaunâtre, analogue au corps vitré de l'œil. Après cette expulsion, la voix reprit son timbre ordinaire. (*Renard, Journal de Médecine, par Leroux*, t. 31, p. 156.)

M. le professeur Andral a vu, il y a quelques années, à la Charité, un larynx dont l'ouverture supérieure était en grande partie obstruée par une végétation blanchâtre, mamelonnée, ayant la plus exacte ressemblance avec une tête de choufleurs, et se continuant intimement, par une large base, à la membrane muqueuse. (*Andral, loc. cit.*, t. 2, p. 472). M. Ferrus a montré une pièce à peu près semblable à l'Académie de Médecine (*Ibid.*)

3°. *Polypes des voies urinaires.*—Les polypes de la vessie n'ont pas encore été suffisamment étudiés : on n'en a guère parlé que sous le nom de fongus, en confondant les tumeurs pédiculées et non pédiculées qui naissent dans la vessie. Ils s'accompagnent de symptômes de cystite chronique, de pissement de sang, causent de brusques interruptions dans l'émission des urines, qu'ils gênent et empêchent quelquefois complètement. Leur diagnostic est obscur, incertain et souvent impossible; on ne peut leur opposer qu'un traitement palliatif. On combat les obstacles qu'ils présentent à l'émission des urines par l'emploi de la sonde; mais dans l'incertitude où l'on reste sur leur existence et sur l'étendue de leur pédicule, on ne peut point se permettre d'ouvrir la vessie pour les enlever. Cependant Desault en a arraché un, avec des tenettes, à la suite d'une opération de taille où il avait extrait un calcul. Ce n'est que dans des cas semblables qu'on peut en débarrasser le malade par les secours de la chirurgie. Il est cependant un autre cas, où Warner eut occasion d'en guérir une malade par les moyens chirurgicaux. En voici l'observation, que j'emprunte à l'ouvrage de chirurgie de M. le professeur Boyer.

Une femme éprouva, à la suite d'un effort, une suppression totale d'urines. Elle finit par ne pouvoir rendre une seule goutte d'urine sans le secours de la sonde. Elle souffrit beaucoup, et perdit plusieurs fois du sang au moment et à la suite du cathétérisme. Warner reconnut par l'urètre, avec le doigt, la présence d'une tumeur pédiculée dans la vessie. Elle sortait un peu par l'urètre quand la malade faisait des efforts pour uriner. Warner ayant résolu de l'en débarras-

ser, lui commanda de faire de grands efforts
pour uriner, après avoir laissé la vessie se remplir. La tumeur se montra, il la saisit avec une
aiguille courbe enfilée, et il la traversa de plusieurs points en différens sens; après quoi il incisa l'urètre, attira à lui la tumeur, et en lia
la base qui se trouva fort large. Elle tomba au
bout de six jours, et la malade guérit. Cette tumeur avait le volume d'un œuf de poule d'Inde.
M. Nicod a aussi rapporté l'observation d'un polype vésical (dans le *Journal de la Société de Médecine de Paris*, t. 98, p. 228).

Polypes de l'urètre. — On en trouve un exemple dans la dissertation de Sporleder (*de Polyp.
nar.*) Il fut entraîné hors de l'urètre avec les urines.

4°. *Polypes du cœur.* — On sait maintenant, à
n'en plus douter, qu'il existe dans le cœur des
prolongemens organisés et vasculaires qui tiennent aux parois de cet organe ; on sait qu'ils
peuvent s'enflammer et suppurer; mais ces polypes s'engendrent par un mécanisme tout différent, que les tumeurs pédiculées dont nous avons
parlé, et dont ils n'ont point la forme. En
un mot, ces productions n'ont d'autre analogie
avec les polypes que le nom sous lequel on les désigne.

QUATRIÈME PARTIE.

HISTORIQUE.

Hippocrate qui vivait quatre cent trente ans avant l'ère chrétienne, décrit cinq espèces de polypes du nez : par Hippocrate j'entends ici l'auteur ou les auteurs du livre que je cite sous le nom du père de la médecine. Dans la première il paraît ranger les polypes muqueux et pédiculés, car il s'exprime en ces termes : « il y en a qui sont suspendus dans le milieu, entre les cartilages, comme la luette est suspendue au haut du palais. En expirant on les pousse au dehors : ils sont mous. En inspirant on les retire en dedans, le son de la voix en devient nasal : ils font ronfler quand on dort. » Le traitement de cette espèce de polype consiste à introduire dans les fosses nasales une éponge fortement serrée par un fil d'Égypte roulé autour en spirale. Cette éponge, ainsi apprêtée, est attirée par le nez avec un fil que l'on a préalablement introduit par l'arrière-bouche.

Par ces mots : « le nez se remplit de carnosités,

en les touchant on les trouve dures... » Hippocrate nous semble placer dans sa deuxième espèce, les polypes que nous appelons *fibreux*
aujourd'hui. Il avait observé qu'il était plus difficile, dans ce cas, de détruire la maladie. Aussi
veut il que l'on emploie un fer rouge, avec un
conducteur, pour y mettre le feu, à trois ou
quatre reprises. La troisième espèce est une
excroissance ronde, molle au toucher; il veut
qu'on l'engage dans le nœud coulant d'une corde
à boyau, pénétrant par la bouche, et qu'on exerce
des tractions sur la tumeur. La quatrième
espèce vient, dit-il, près du cartilage. « C'est
quelque chose de dur qui a l'air de chair; mais
si l'on y touche, cela résonne comme une pierre.
Dans ce cas, il faut, avec le scapel, faire une incision au nez, emporter l'excroissance, y mettre
ensuite le feu, puis faire des points de sutures à
l'incision. Quant à la cinquième espèce, elle ne
paraît se rapporter qu'à des verrues dont il conseille aussi la cautérisation. (*Hippoc. trad. de Gar-
deil*, t. 3, liv. 2, *des Maladies*, p. 214.)

Ainsi Hippocrate employait l'arrachement,
l'excision et la cautérisation dans le traitement
des polypes. En parlant des môles, Hippocrate
semble avoir désigné le polype de l'utérus. « Si
la môle est toute d'une seule chair, la femme
en périt. Comment pourrait-elle vivre dans le
cas où la môle augmenterait toujours? » (*Des
femmes stériles*, t. 4, p. 317.)

Au dire de Sprengel, l'opération des polypes

du nez aurait été perfectionnée à Alexandrie, où l'on inventa plusieurs compositions propres à accélérer la chûte de l'excroissance. C'est à Galien, que Sprengel emprunte ces renseignemens. (*Sprengel, hist. de la méd.*, t. 7, p. 112).

Celse, qui existait un peu avant l'ère chrétienne, dit que le polype est une caroncule, tantôt blanche, tantôt rougeâtre, qui s'attache aux os des narines : il peut boucher totalement la narine qu'il occupe, ou descendre dans la bouche, par les fosses nasales, et augmenter au point qu'on l'aperçoive derrière la luette. Il peut, dans cet état, suffoquer le malade. Celse distingue deux espèces de polypes. L'une est dure, presque toujours carcinomateuse, et il ne faut point y toucher. Le polype de l'autre espèce est mou et se guérit très-souvent par l'excision, ou en le desséchant au moyen de médicamens qu'il indique, et qui ne sont autre chose que des caustiques. (*Celse, trad. de Nin.*, liv. 6, t. 2, p. 159; liv. 7, c. 10.)

On lit dans Aëtius que Rufus d'Ephèse et Aspasie avaient reconnu que des callosités, des excroissances développées dans la matrice, étaient un obstacle à l'issue des régles. (*Aëtius tetr.* 4, *ser.* 4, *ch.* 51.)

Le savant Peyrilhe assure que Philotenus, qui vint probablement après Celse, a très-bien décrit les progrès du polype utérin ; et, autant qu'on peut en juger par le peu de mots employés à tracer le manuel de son opération, il l'arrachait ou l'excisait avec des instrumens. (Peyrilhe, *hist. de la chirur.*, liv. 5, p. 115.

Charixène qui n'est guère connu que par ses recettes de médicamens, veut qu'on insuffle dans les narines un mélange de quatre parties de corne de cerf brûlée, d'autant d'écailles de cuivre rouge et d'une partie d'orpiment, pulverisés, afin de déterminer la chute des parties du polype, qui auraient échappé à l'instrument dans l'extirpation. (*Galenus, compos., secund., lib* 7.) Archigène, suivant Sprengel, choisissait un mélange de sandaraque et d'ellebore (Sprengel, *hist. de la méd.*, t. 7, p. 112.)

Galien, qui florissait en l'an 160 de l'ère chrétienne, parle des caroncules qui peuvent se former dans le col de la vessie, et gêner ainsi l'émission de l'urine. (Galien, *de loc. affect.*, lib 1, cap. 1.)

Aëtius, qui vivait au sixième siècle, donne, dans son chapitre *de Curatione polyporum,* une foule de formules de remèdes astringens, incisifs, dissolvans et siccatifs, et veut qu'on leur applique ainsi le même traitement qu'à l'ozène. A ce sujet il donne d'autres recettes appartenant à Oribaze, Asclépiade, Antipater. Il distinguait des polypes mous et des polypes durs; car, dans le premier cas, il veut qu'on fasse usage des pommes âpres de Carthage, et dans le second de pommes acides. Au milieu de ce fatras insignifiant de drogues, il parle cependant de la cautérisation. (Aëtius, *tetr.* 2, *serm.* 2, *cap.* 92, p. 354.)

On trouve dans Paul d'Egine la description d'un

instrument particulier, avec lequel il coupe *tout à l'entour le pourpre ou chair superflue.* Quoiqu'en dise Sprengel (*Loc. cit.*, p. 113.) , cet instrument n'est pas une espèce de ciseaux. « Il est fait en feuille de *meurte* et a le tranchant friand et affilé. » Daleschamps, son traducteur, le compare à une lancette vulgaire. Paul d'Égine imitait ensuite Hippocrate, en cautérisant certains polypes. A l'exemple de Celse, il fait une distinction entre les polypes ordinaires et ceux qui « sont durs avec rénitence, d'une couleur livide ou plombée, et tenant de la nature et perversité du chancre. » Comme Celse, il recommande de ne point toucher à ces derniers. Il conseille de détruire les polypes du sommet des fosses nasales avec un fil noueux qui passe des fosses nasales dans la bouche, et que l'on fait agir ensuite comme une scie. (Paul d'Égine, *chirurg.*, chap. 20, trad. de Daleschamps, p. 117-18.)

Avicenne décrit les polypes du nez, dans son chapitre *de hœmorrhoïdibus in naso*, et les appelle aussi *Alarnabet*; il en donne une description assez exacte. Il fait remarquer que, lorsqu'ils sont formés de chairs molles et blanches, ils sont indolens et faciles à guérir; il regarde comme cancéreuses, les tumeurs dures, douloureuses et répandant une sanie fétide. Il veut qu'on excise les polypes avec un petit couteau et qu'ensuite on en coupe la racine avec un rasoir. *Inciduntur cum cultello parvo, deindè raduntur cum rasorio multum;* après quoi il fait aspirer de l'oxycrat. S'il arrivait que l'instrument n'eût pu tout atteindre, il voulait qu'avec un fil noueux *serra filosa*, passant des fosses nasales dans la bouche, on détruisît les restes du polype. Il conseille ensuite les sternutatoires , *donec destruatur omnis putredo et serratura*. Il paraîtrait, d'après Sprengel, qu'Avicenne ne ferait ici, qu'imiter Rhazes (Sprengel *ouv.*, *cit.*). Enfin, Avicenne donne aussi une foule de formules d'escarotiques, de dessicatifs etc. (Avicenne, *lib. tert.*, *fen 5*, *tract.* 2, *cap.* 11, t. 1, p. 583.)

Albucasis , le plus distingué des chirurgiens arabes de l'occident , figure un *infundibulum sternutatorium* , avec lequel il introduisait, dans le nez , de l'huile ou d'autres médicamens. Avant toutes choses , il conseille l'excision ; pour cela il veut qu'on saisisse avec une airigne le polype, et qu'on le retranche ensuite *scapello subtili acuto uno ex latere*. L'opération faite, il veut aussi qu'on injecte dans le nez de l'eau vinaigrée ou du vin. On doit, d'ailleurs, détruire les restes du polype avec l'onguent ægyptiac. Roland , qui vivait au treizième siècle, en même tems que Roger, qu'il a souvent copié, cautérisait les polypes à travers une canule (Sprengel, t. 7, p. 114.) Ainsi, l'histoire des polypes ne fait pas de progrès depuis long-tems.

Guillaume de Salicet reproduit les idées de ses prédécesseurs. « *Polypus* est éminence chancreuse aux nasilles ayant pieds en manière d'une figue, et a plusieurs révolutions et l'un est chancreux et l'autre non. Le polype chancreux ne se peut guérir en manière quelconque et pour

ce vaut-il mieux ne lui toucher ». Quant au polype
non chancreux, il en fait la ligature: «lie, dit-il, ledit
polype avec un fil et puis travaille à le prendre
avec tenailles aigues. Et s'il ne se peut lier ,
prends-le à force avec lesdites tenailles et le arrache tout selon ta possibilité. Et si tu pouvais cautériser ce serait chose fort bonne et utile avecques
cautère ponctual mis en une canule d'airain ou
de fer ». En parlant ainsi de la ligature, de Salicet
ne la donne point comme une opération nouvelle.
(Guillaume de Salicet, cyrurg. *traict.* 1, *chap.* 17,
trad. franc.)

Selon Avicenne et Lanfranc, cités par Guy de
Chauliac : « Le polype est différent de ladite chair
superflue : d'autant, ajoute-t-il, que cette chair
est molle, pendante, de la couleur et substance du
poumon , non douloureuse et adhérente, sinon
vers sa racine, et le plus souvent elle vient après
les maladies catharreuses. » Guy de Chauliac
veut qu'on n'entreprenne pas la cure « du polype dur, sec, douloureux, obscur, horrible et
puant , vénéneux, non pendant, ainsi attaché
ferme aux narines ». Il rapporte des formules de
médicamens résolutifs appartenant à Galien, Ha-
lyabbas et Avicenne, mais il donne avec détails
le procédé d'Albucasis pour l'excision du polype.
Il blâme les chirurgiens qui, à l'exemple de Rogier,
après avoir coupé la chair , portent un fer chaud
à travers une canule.

« J'ai souvent vu , dit-il, que la dicte canule
recevait tellement la chaleur du cautère que le

patient ne pouvait souffrir l'opération. » (*Guy de Chauliac , chirug. trait. 4, doct. 1., ch. 2, trad. de Joub.*, p. 352 et suiv.)

Comme Celse, Aëtius , les chirurgiens Arabes, Guillaume de Salicet et Guy , Vigo distingue le polype chancreux , « lequel est dur et adhérent aux cartilages du nez et est large en son siège et sans humidité, d'une autre espèce qui est de rouge ou blanche couleur, et n'est point si dure, et pendant petit devers la racine, lequel est sans douleur et sans puanteur avec humidité. » Il indique une multitude de formules de poudres, d'onguens, et dit qu'il vaut mieux « le pallier par médecines douces, que de l'arracher ou extirper. » Cependant il donne les procédés de Rhazès, d'Avicenne, et indique de petites tenailles , pour pratiquer l'extirpation (*Vigo , chirurgie*, liv. 2, traité 3, p. 80, trad. française). Il parle aussi de la ligature en termes fort clairs. « Perchè fatta la stir-
» pazione con le tenaglie o con qualche stro-
» mento tagliente, o con ligar il filo per consu-
» mar la radice sua. »

Ambroise Paré distingue cinq espèces de polypes; la première est pleine d'une humeur pituiteuse ou gluante; la deuxième est une chaire dure au toucher; la troisième est molle; la quatrième est dure, et fait bruit quand on la touche, on la peut dire squirrhe confirmé; pour la cinquième, ce sont de petits chancres ulcérés ou non. Il ne faut pas toucher ceux qui sont douloureux.

Ceux qui sont mols, laxes, et sans douleurs sont

curables quelquefois; on les arrache avec un instrument propre à ce faire, ce que j'ai fait, dit-il, souventes fois (*Paré, œuv.* liv. 8, ch. 2, p. 289).

L'illustre chirurgien eut occasion de disséquer un polype de l'utérus qui ressemblait, dit-il, à de la tétine de vache, n'étant adhérent aux parois de la matrice qu'en certains endroits. (24 *liv. de la génér. chap.* 41.)

Daleschamps, dans ses annotations au livre de Paul d'Égine, ne dit rien de particulier; il rapporte la pratique de Celse, des Arabes et de Guy de Chauliac. (*Daleschamps, trad. de Paul d'Egine*, ch. 25, p. 120).

Le disciple de Paré, Guillemeau, qui écrivait à la fin du seizième siècle, ne dit rien de plus particulier sur les polypes, seulement il rejète l'excision et la cautérisation. « Des pincettes plates, dit-il, seront conduites le plus profondément que faire se pourra, qui seront largettes en forme de petit bec de canne, desquelles sera serré le poulpe, puis des deux mains seront contournées doucement en tirant petit à petit et non tout à coup. » (*œuv. oper. du poly.* p. 681, in-fol. 1649.)

Ce n'est guère que depuis Vigo que l'arrachement, en quelque sorte oublié, a été généralement indiqué, mais comme on le voit ici, Guillemeau en détermine beaucoup mieux les règles et le décrit positivement tel que nous le pratiquons aujourd'hui. Il est aussi un des premiers qui ait décrit clairement les polypes utérins, sous le nom de môle pendante, qui est lorsque du col de la matrice, il sort une masse de chair, laquelle est dès son origine de la grosseur d'un fuseau, allant en grossissant comme une poire, laquelle est pendante dans le col dit *vagina*, son orifice, dit pudendum, sortant quelquefois de la grosseur du poing, ce qu'il a vu, dit-il, de récente mémoire à une damoiselle à qui il l'a extirpé. (*Heureux accouch. chap.* 4, *a la fin*, p. 267).

On doit à S. Braun une thèse (*de polypo narium aquoso*, 1688) à laquelle nous avons emprunté une observation. Fabrice de Hilden employait les caustiques, la section, l'arrachement et la ligature. Il donne même l'observation d'un polype du conduit auditif, qu'il lia au moyen d'un instrument particulier, de son invention ; instrument qu'il a décrit et figuré et qui nous paraîtrait même aujourd'hui utile dans certains cas. (*F. de Hilden, obs.* 1. *cent.* 3, *liv.* 5 *des opér.; dans la bibl. de* Bonnet, t. 2., p. 400). Il donne dans ses observations 52, 54, cent. 2, des observations de môles qui sont des polypes utérins, à n'en pas douter. Dans la première, il s'agit d'un corps pyriforme fortement implanté dans l'utérus, qu'il arracha à la suite d'un accouchement, et qui fit croire à la malade qu'elle portait un second enfant. Sous le titre de la seconde, il rapporte plusieurs autres exemples de polypes coïncidant avec la grossesse. Il les arrachait peu à peu ou d'un coup, s'il le pouvait, en allant les chercher jusqu'au sein de l'organe, avec les mains ou des tenailles. (*Voy. aussi sa lettre* 39, *ou* Bonet, *bibl.,* t. 2, p. 471-772)

Fabrice d'Aquapendente, contemporain de Guillemeau et de Fabrice de Hilden, mais plus grand théoricien que praticien, n'écrit, pour ainsi dire, encore que sous l'influence des doctrines des anciens grecs, de Celse et des arabes leurs copistes. Il distingue, comme eux, des polypes mous et des polypes durs et chancreux. Quant au mode opératoire, il préfère l'arrachement et décrit une pince de son invention, dont un des bords a un tranchant recourbé. Il en donne même la figure. C'est un instrument, dit-il, très-assuré, duquel je me suis souvent servi et avec très-heureux succès, qui coupe, empoigne et tire dehors, tout ensemble... Mais qui plus est, il ne coupe rien que le polype, sans offenser aucune autre partie. (*œuv. chir. de F. d'Aquapendente*, part. 2, *des opér.*, ch. 14, p. 547-83, *trad. franc. Lyon*, 1665.)

C'est donc à tort que Sprengel donne le nom de ciseaux à cet instrument. Suivant cet historien, Job de Meekren, chirurgien d'Amsterdam, observa un enfant chez lequel un polype s'était développé autour d'un petit morceau de bois, et, après avoir employé les préparations de cuivre comme caustiques, Meckren coupa ensuite l'excroissance avec les ciseaux de F. d'Aquapendente. (Sprengel *hist. de la méd.* t. 7. p. 117.)

Nicolas Tulpius nous a conservé l'histoire de deux excisions de polypes de l'utérus pratiquées par Ollulaire, chirurgien très-expert. (*bibl. de Bonet*, t. 4. p. 29-31.) C'est à cet auteur que j'ai emprunté ma troisième observation de polype nasal (v. p. 6.) comme, dans ce cas et dans d'autres, il vit l'arrachement suivi de succès, il le regarda comme préférable aux autres méthodes pour éviter la répullulation.

Quoique Pigray vante la poudre de Sabine, il se prononce aussi en faveur de cette méthode. Il faut, dit-il, prendre un bec de corbin plat par le bout, sans couper et avec icelui prendre la caroncule et tourner ledit ferrement, etc. (*Épit. de méd. et de chirurg. par* Pigray, *Lyon*, 1675.) Dionis préfère l'arrachement, qu'il décrit tel que nous le pratiquons de nos jours. (*Cours d'opér.*, 5., *demonst.*, p. 575.)

Heister voudrait n'appeler polype que les tumeurs molles, pédiculées. Il cite La Poterie, Ruland, Wurtz, Wedel, Nuck, Musitanus, Saviard, Thibault, comme donnant des eaux, des acides, des essences pour guérir les polypes. Il cite l'observation d'une dame qui portait un polype du nez, et chez laquelle il s'est servi d'un instrument particulier pour porter une ligature à la racine de la tumeur. Cet instrument est une sorte d'aiguille mousse et courbe; à son extrémité se trouve une ouverture ou chas. Il fait représenter cet instrument, pl. 19, fig. 13. (*Heister, trad. franç.*, t. III, in-8°., p. 27).

On trouve quelques observations de polypes dans le *sepulchretum* de Th. Bonet, (*de nar. affectib.*, *de uteri procidentiâ*). On en trouve d'autres, dans sa médecine septentrionale, aux articles *de narium affectibus*, et *de uteri morbis ;* d'autres encore dans la *Bibliotheca chirurgica* de Manget (*art. polypus*).

Morgagni donne quelques aperçus anatomiques sur la structure des polypes. Il indique d'ailleurs des observations assez intéressantes de Palfyn, Ruysch, Mauchart, Schlévogt, Bartholin, Marchetti, etc., etc. Il dit que de Meckren cassa une pince pendant qu'il s'efforçait d'arracher un polype d'une dureté cartilagineuse. Il pense qu'après l'opération du polype, la compression est plus efficace pour arrêter l'hémorragie, que ne le sont les liqueurs styptiques ou astringentes. (*Lett.* 14, § 17, *trad. française*, t. 2, p. 347).

Garengeot employait le beurre d'antimoine pour détruire le polype, il se servait aussi de pinces avec lesquelles il tordait le pédicule, puis il en opérait l'arrachement. (*Opér. de chir.*, t. 3).

Ledran dit qu'il est des polypes quelquefois si volumineux qu'ils affaissent peu à peu les lames spongieuses des cornets contre les os maxillaires : « Il n'est pas même impossible, dit-il, que les parois du canal nasal soient affaissées l'une contre l'autre..... On a vu des polypes grossir jusqu'au point d'enfoncer du côté de la bouche les os qui forment le palais. » Il rejette l'usage des caustiques; il emploie des pinces fenêtrées, pour l'arrachement. (*Traité des opér.*, p. 294). Ébertus a écrit une savante dissertation sur les polypes en général. (*De causis præcip. proventus polyp. franco-furti*, 1740.)

Si Manne n'avance pas beaucoup nos connaissances sur la pathologie des polypes, il nous donne par de beaux exemples la hardiesse de les attaquer. Nous avons cité plusieurs fois ce fameux cas où il fendit le voile du palais, pour atteindre la racine d'une excroissance polypeuse (*Levret*, p. 526). Nous lisons dans une note de Lafaye, que Petit coupa aussi, avec un bistouri, la cloison charnue du palais, et saisit ensuite le polype avec des pinces courbes. (*Dionis*, éd. de Lafaye, p. 582). On voit dans Sprengel, qu'Hevermann a pratiqué trois fois cette opération. (*Hist. de la méd.*, t. 7, p. 120). Sussius a donné sur le polype du nez une assez savante dissertation. (*Diss. quá polyp. nasi... expon.*, 1745, *Vitembergœ.*)

La science et l'art ne faisaient pas de progrès sensibles depuis les médecins grecs, quand enfin parut Levret qui lui donna une vive impulsion par son célèbre ouvrage (*Observations sur la cure radicale de plusieurs polypes de la matrice, de la gorge et du nez*). Mais la ligature qu'il rendit si facile à pratiquer, et qu'il préconisa avec la tendresse d'un inventeur, tant il l'avait perfectionnée, ne devait pas jouir toujours de la vogue et de la réputation qu'il lui donna.

La science doit à Sporleder une dissertation intéressante et instructive. (*De polyp. nar. Halœmagdeburgicœ*, 1750).

A l'imitation de Celse, des médecins arabes et des chirurgiens français du moyen-âge, Pott respectait les polypes adhérents, durs, et douloureux. Olof. Acrel se servait de tenettes. Après

les avoir appliquées, il versait un peu de vinai-
gre sur le polype, afin, pensait-il, d'en diminuer
la mollesse. Il cautérisait aussi avec le beurre
d'antimoine. (*Sprengel, Loc.* cit., p. 125).

Bertrandi reconnaît qu'on peut espérer de détruire les polypes muqueux par l'usage des *cathé-
rétiques et dessicatifs*. Mais il dit, avec juste raison, que ces remèdes pourraient devenir dangereux, si le chirurgien s'opiniâtrait à les conti-
nuer, ou parce que les parties voisines en seraient endommagées, ou parce que l'excroissance
deviendrait cancéreuse. Dans ce cas, il conseille
l'extirpation ou la ligature. (*Traité des opér.* ch.
18, p. 358).

Nous ne devons pas omettre de citer, parmi
les auteurs qui ont contribué à éclairer l'histoire
des polypes et de leur traitement, M. G. Herbiniaux, accoucheur de Bruxelles, qui a publié un
excellent traité sur divers accouchemens labo-
rieux, et sur les polypes de la matrice.

Leblanc indique les observations de Ruysch,
de Formie, de Benedictus, Fred. Hoffman,
Paré, Manget, Kerkringius, où ces auteurs ont
appelé môles des tumeurs vraiment polypeuses
de l'utérus. Cependant Ruysch les désignait déjà
sous le nom de polypes de l'utérus (*Obs.* 6.), par
suite de leur ressemblance avec ceux du nez. Leblanc croit aussi que Sévérinus, Volkamer, Wepfer,
Zwinger, Ségérus n'ont point extirpé de matrices,
mais seulement des polypes utérins. Leblanc a
de bonne heure adopté la méthode de Levret,

et concouru à la propager. (*Précis d'opér.*, t. 1,
p. 344).

« J'ai communément remarqué, dit Benj. Bell,
dans le cours de ma pratique, que le polype mou,
compressible, était d'une couleur pâle, et que
celui d'un tissu plus ferme, était constamment
d'un rouge foncé.

Bell sait que les polypes durs sont plus sujets que les mous à revenir lorsqu'on les a extirpés. Il paraît avoir grande confiance aux médicamens astringens pour les polypes mous. Il conseille d'amputer de préférence le polype avec
ls bistouri, lorsqu'on pourra y atteindre. Mais
il croit qu'il n'y a pas de moyen plus sûr que la
ligature, et la double canule de Levret lui paraît l'instrument le plus convenable pour la pratiquer. Il fesait aussi l'arrachement. (*Benjam.
Bell*, *ouv. cit.*, sect. 5, p. 52-75.)

Enfin, pour n'en pas citer davantage : dans ces
derniers temps, Bichat dans un cours d'anatomie
pathologique ; M. le professeur Roux, dans ses
mélanges de chirurgie ; Bayle, dans le dict. des
sciences médicales, art. *corps fibreux de la matrice ;* M. le professeur Dupuytren, dans ses leçons ; M. le professeur Cruveilhier, dans son anatomie pathologique ; madame Boivin et M. le professeur Dugès, dans leur ouvrage sur les maladies
de l'utérus ; M. Malgaigne, dans sa thèse sur les
polypes utérins ; et, auparavant, MM. Lefaucheux, Naudin, etc. etc., ont tous contribué à
éclairer l'histoire pathologique et le traitement
des polypes.

A l'étranger, Meyer, Meisner, Kühn, Neiss, etc. ont également répandu des lumières sur ce sujet.

On trouve aussi dans l'anatomie pathologique des animaux domestiques par Gurlt, des exemples de polypes du nez chez les chiens et les chèvres; de polypes utérins chez les chiennes, les jumens et les vaches; de polypes de l'œsophage chez les ruminans. A en juger par S. Cooper, les Anglais ont peu fait pour la science sur ce sujet.

En résumé, l'histoire des polypes et de leur traitement embrasse trois époques : la première s'étend depuis Hippocrate jusqu'à Levret. Pendant cette longue série de siècles, les chirurgiens ne font guères que reproduire les idées des anciens, et les différentes méthodes de traitement qu'ils avaient adoptées. Néanmoins, tout en confondant les môles et les polypes utérins, sous la même dénomination, les chirurgiens des quinzième et seizième siècles les reconnaissent pour des tumeurs pédiculées, fermement fixées à la matrice, et qu'on doit emporter. La seconde époque s'étend depuis Levret jusqu'aux anatomistes français : Bichat, et MM. Roux, Bayle, Dupuytren, et plus tard MM. Lefaucheux, Naudin, Cruveilhier, Hervez de Chégoin, Breschet, et une foule d'autres élèves de l'école de Paris, qui concoururent, par leurs nombreuses recherches, à éclairer la nature matérielle des polypes, et à en préparer, pour l'avenir, une description exacte et complète, que nous ne pouvons point encore donner aujourd'hui. Ces recherches d'anatomie pathologique caractérisent la troisième époque.

Ainsi, enfin, sans parler des purgations, des exutoires que les anciens employaient avant de chercher à détruire les polypes par une opération, la plupart des moyens, en usage aujourd'hui, remontent à une très-haute antiquité. 1° *la cautérisation* par le cautère actuel est déjà décrite dans les livres hippocratiques. Il n'en est pas de même de celle que l'on pratique avec les caustiques ; nous n'avons pu l'y trouver. Si notre honorable confrère, M. Velpeau, eût indiqué la source où il l'a découverte, peut-être eussions-nous pu la vérifier. Nous ne la trouvons mentionnée clairement que dans Celse, (*liv.* 6, *ch.* 8, p. 52.)

2°. *L'excision* remonte également jusqu'aux livres hippocratiques : ainsi que nous l'avons démontré, il en est question dans le livre 2 des maladies. Ce fait a échappé à l'érudition de M. Velpeau, qui paraît douter qu'elle remonte jusqu'à Celse (*méd. opér.*, t. 2, p. 111.). Cependant tous les chirurgiens l'ont répété jusqu'au dix-septième siècle.

3°. *L'arrachement*, au moyen d'un fil, déjà proposé dans les ouvrages d'Hippocrate, a été ensuite pratiqué avec des pinces ou tenailles. C'est ainsi qu'en parlent très clairement Guillaume de Salicet et Paré ; mais il a été surtout bien décrit par Guillemeau et Pigray. Aussi ne puis-je comprendre que M. Velpeau reproche aux modernes d'avoir confondu les tenettes tranchan-

tes de Paré et de F. d'Aquapendente avec les tenettes ordinaires , puisque Paré se servait bien
évidemment de pinces qui n'étaient point tran-
chantes. (*Ibid.* , p. 112.)

4°. Le déchirement, au moyen d'un fil noueux,
remonte au moins à Paul d'Egine qui l'a décrit
avec détail.

5°. Le séton remonte plus haut encore, car c'est
à ce moyen qu'il faut rapporter la tente dont Celse
se servait pour achever la guérison d'un polype
déjà emporté par l'excision.

6°. *La ligature* conseillée, mais non comme une
opération nouvelle , par Guillaume de Salicet ,
généralisée dans son emploi, par Levret , est
beaucoup moins employée actuellement.

FIN.

TABLE ANALYTIQUE.

14.

de Manget, p. 200, de Morgagni, Palfin, Ruysch, Mauchart, Schlevogt, Bartholin, Marchetti, de Garengeot, d'Ébertus, de Manne, p. 200; de Petit, d'Hévermann, de Sussius, p. 201.

2ᵉ *Époque* : écrits ou travaux de Levret, 201; de Sporleder, de Pott, d'Acrel, p. 201; de Bertrandi, p. 207; d'Herbiniaux, de Leblanc, de B. Bell, p. 203.

3ᵉ *Époque* : écrits ou travaux de Bichat, p. 203; de M. Roux, de Bayle, de Le Faucheux, de MM. Naudin, Hervez de Chégoin, Dupuytren, Cruveilhier, de madame Boivin et Dugès, de MM. Malgaigne, p. 293; de Meyer, Meisner, Nuhn, Neiss, Gurlt, etc., p. 204; *résumé* sur tous ces travaux, et sur l'ancienneté à laquelle remontent les opérations mises en usage contre les polypes, p. 204.

2ᴱ TABLE ANALYTIQUE.

DES POLYPES ET DE LEUR TRAITEMENT.

Définition des polypes, p. 1.

Situation : *dans les fosses nasales*, obs. 1ʳᵉ et suivantes, p. 100, 186, 188, 189, 190, et suivantes; — *dans le sinus maxillaire*, p. 127; — *dans le sinus frontal*, obs. 21, p. 133; — *dans le sac lacrymal*, p. 135; — *dans le pharynx*, obs. 23, 24, p. 140; — *dans le conduit auditif*, p. 144; — *dans l'utérus*, obs. 34 et suiv., p. 147, 187, 188, 194, 195, 199, 200; — *dans le vagin*, p. 174; obs. 61; — *à la vulve*, obs. 43, p. 175; — *dans le rectum*, p. 176; — *dans le canal digestif*, p. 191; — *dans les voies aériennes*, p. 185; — *dans les voies urinaires*, p. 185, 189; — *dans le cœur*, p. 187.

Nombre : unique, multiple, obs. 8, et p. 69, 100, 108, 147.

Étendue : p. 69; — d'une narine dans l'autre par la cloison perforée, obs. 1; — considérable, obs. 41, 42, 62, 68, p. 181.

Forme : p. 70, 86, 87, 93, 94, 100, 148; — *globuleuse*, obs. 12, 24, 40; — *cylindrique*, obs. 39; — *lobée ou lobulée*, obs. 5, 6; — *surface*, p. 72, 148; — *mamelonée*, obs. 1, p. 87, 94; — *tomenteuse*, p. 95; — *pédicule*, p. 71, 86, 94, 100, 148, 181; — *pédicule unique*, la plupart des observations; dans le sinus sphénoïdal, obs. 16; *pédicules multiples*, obs. 3, 40.

Structure : des polypes de la tête, p. 73; — *polypes muqueux*, p. 1, obs. 1, 18, p. 86, 188, 190, 192, 193, 201; — *polypes muqueux* avec vésicules intérieures, obs. 2; — *polypes lardacés*, p. 90, 91; — *polypes fongueux*, p. 25, 28, 29, 92; — noir, friable et saignant, obs. 14; — *polypes granuleux*, p. 92; — *po-*

type fibreux, p. 94, 187, obs. 31, 51; — fibreux, noir en dehors, blanc en dedans, obs. 16; — dur, obs. 27, — rougeâtre, obs. 17; — rouge, dur et saignant, obs. 19; — dur et fongueux, obs. 22;—fibreux et fongueux, obs. 38; — *polypes cartilagineux*, osseux et pierreux, p. 98; — *polypes sarcomateux*, fibreux, homogènes ou grenus, obs. 12, 17, 24, 26, etc.; — p. 96, 188; — charnus et fongueux, obs. 30; — *polypes mixtes*, mous et durs, obs. 5; — creux, obs. 39, p. 99.

Structure des polypes utérins, *muqueux*, p. 149; — de substance homogène et hygrométrique, obs. 44; — *lardacés*, p. 151; — de substance analogue à du suif, obs. 50; — *fongueux*, p. 152; — à structure pulpeuse, molle, obs. 67; — *fibreux*, p. 152; — analogues à la tétine de vache, obs. 34; — à fibres entrecroisées, obs. 63; — à structure celluleuse et à résistance coriace, obs. 47; — *sarcomateux*, p. 155; — charnus et fongueux, obs. 39; — *cartilagineux, osseux et pierreux*, p. 155; — *mixtes*, p. 144.

Phénomènes ou symtômes généraux des polypes, p. 74, 88, 101, 128, 134, 136, 141, 157, 174, 177, 184.

Phénomènes locaux, p. 74; — sensibilité ou douleur nulle, obs. 3, 39, 67, p. 88, 95; — douleurs au voisinage, obs. 13, 14, 15, 16, 29, 35, 37, etc., p. 97; distension des parois de la cavité polypifère, obs. 19, 21, 25, 26, 30, etc.; — éruption du polype de sa cavité, obs. 4, 9, 26, 27, 28, 29, 30, 31, p. 95; — sécrétion puriforme, obs. 7, 14, 16, 26, 52, 66, 70, 71, 72, p. 146, 158;—hémorragie, obs. 1, 5, 6, 9, 17, 19, 34, 38, 44, 45, 46, 47, 48, 51, 58, 59, 63, 66, 69, 70, 71, 72, p. 92, 95, 97, 158, 164.

Phénomènes locaux ou fonctionnels particuliers aux polypes de la tête ; — mobilité de quelques-uns, obs. 9, 18, p. 101, 186; — distension, disjonction des os voisins, obs. 9, p. 105, 106; — ramollissement de ces os, obs. 21, 29, 53; — destruction ou perforation de ces os, obs. 14, 26, 27, 28, 29, p. 105, 106; — fracture des os,

FIN DES TABLES.

9 782019 262037